IKI

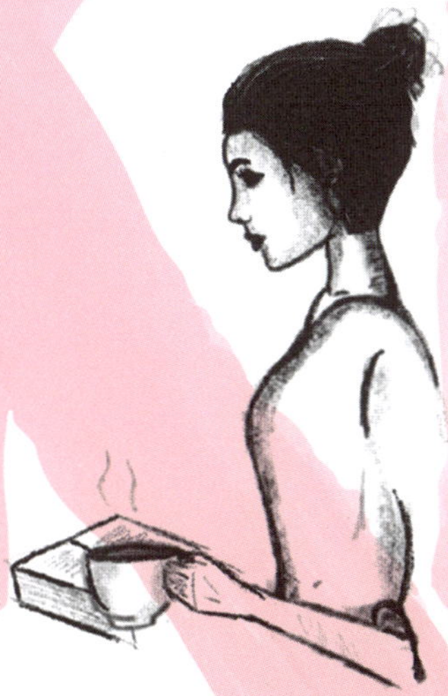

Aquello
por
lo que
vale
la pena
vivir

Papel certificado por el Forest Stewardship Council®

MIXTO
Papel procedente de fuentes responsables
FSC® C117695
FSC www.fsc.org

Primera edición: marzo de 2019

Printed in Spain – Impreso en España

ISBN: 978-84-16588-97-8
Depósito legal: B-2.151-2019

Compuesto en La Nueva Edimac, S. L.

Impreso en Gómez Aparicio, S. A.
(Madrid)

NT 8 8 9 7 8

Penguin
Random House
Grupo Editorial

IKI

MERY TURIEL

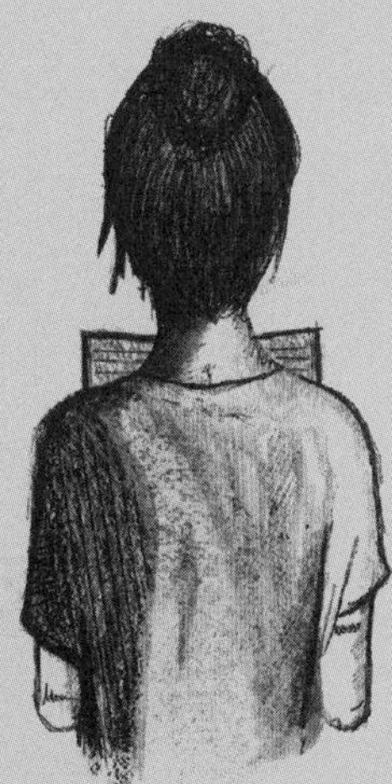

NUBE **DE TINTA**

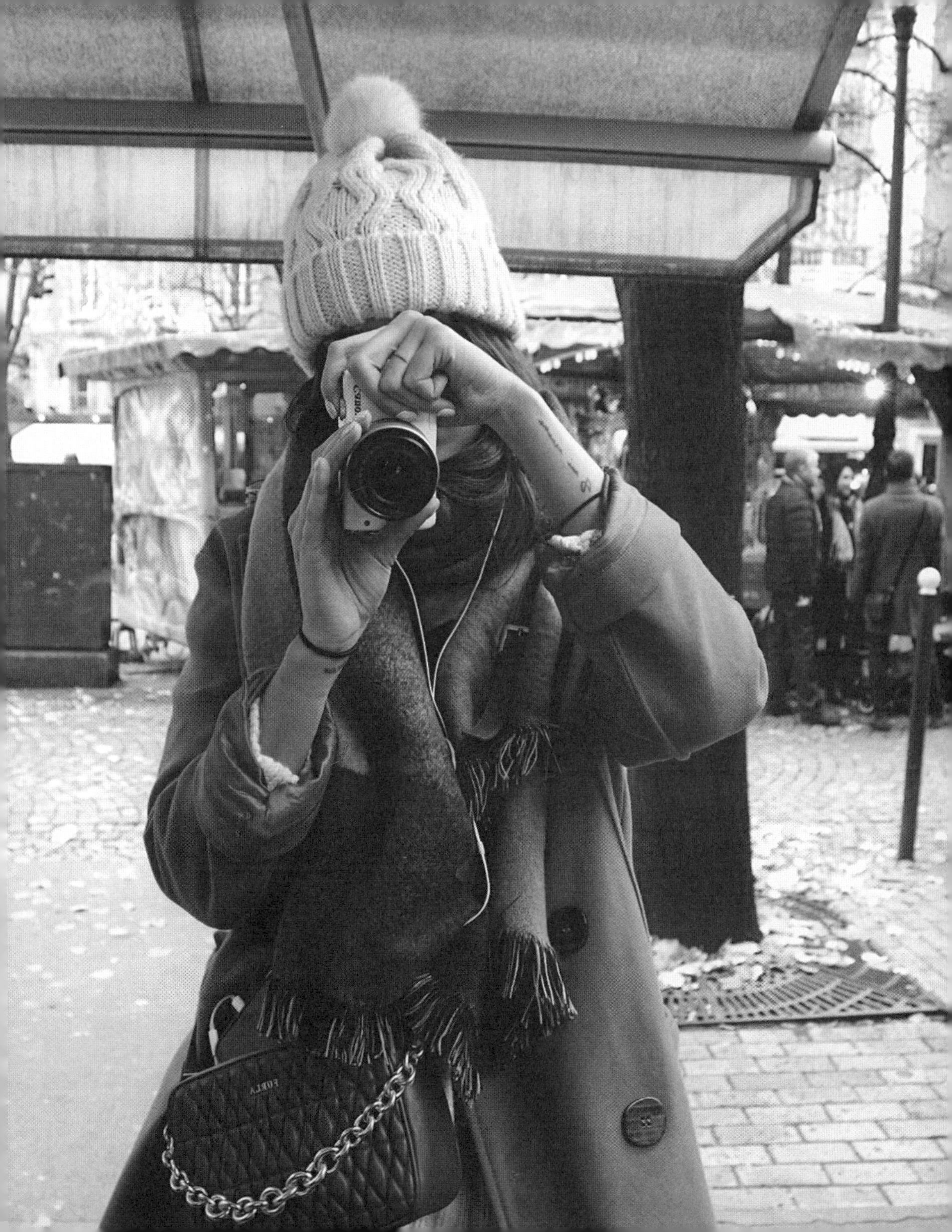
FURLA

IKI

No sé muy bien las circunstancias que han hecho que este libro esté entre tus manos. Tal vez te hayas cruzado con él en unos grandes almacenes y te hayas sentido atraído por su título. Puede que se trate de un libro que has encontrado perdido por casa y que no recuerdes de quién es o cómo ha llegado a ti. Incluso puede que sea el regalo de alguien que te quiere y desea que lo leas. Esto último me encantaría, la verdad.

El caso es que son las 3:41 de la madrugada de un viernes cualquiera, estoy sentada frente a un taco de folios y un bolígrafo (bienvenida al siglo XXI*, Mery) y estoy pensando qué me gustaría encontrar en* IKI *si fuese yo la que se hubiese cruzado con él en el camino.*

Lo primero que puede que te sorprenda es que encuentres un prólogo escrito por la autora. Te daré una explicación. Durante años he leído libros en los que el prólogo era una sucesión de alabanzas hacia el autor por parte de un amigo (escritor o no) contando lo mara-

villoso de la obra, la suerte que ha tenido de leerla el primero y por qué debería ser una lectura obligatoria.

Tal vez estoy exagerando un poco, pero la verdad es que aún no me he cruzado con ningún libro en el que el autor del prólogo escribiese «suelta este libro porque es una mierda y vas a perder el tiempo». Así que, como los prólogos me recuerdan a ese señor o señora que sale en la tele diciendo que su vecino «era muy majo y siempre saludaba», he decidido escribir el mío.

Sin ánimo de convencer a nadie, sin alabarme ni condicionar la opinión sobre mí. Simplemente para decirte que, sea como sea que has llegado a estas páginas, me alegro de que así haya sido. Deseo que te quedes hasta el final, pero prometo no enfadarme si no ocurre así.

Creo que ha llegado el momento, después de tanto rollo, de explicarte qué significa la palabra IKI. La descubrí cuando me crucé, un poco como tú con mi libro, con el término «Ikigai». *Es una palabra de origen japonés que no tiene una traducción exacta en español. Está formada por IKI, que significa «vida» o «estar vivo», y por GAI, que significa «lo que vale la pena y tiene valor». Y la traducción literal sería «aquello por lo que vale la pena vivir». Los japoneses defienden que todos tenemos uno o varios* ikigai *en nuestro interior. En cuanto leí esta palabra por primera vez, sentí que iba a significar algo importante para mí. Y aquí me encuentro, meses después, llamando vida a mi libro.*

No sé si después de leer esto tienes alguna expectativa sobre lo que esperas encontrar, pero una cosa te puedo asegurar: encontrarás vida. Porque es un reflejo sincero de la mía. Mis pasiones, mis inquietudes, mis amores, mis desamores. La familia, mis amigos, la lucha contra los prejuicios. Mis batallas internas y externas. Mis desilusiones, mis victorias, mis derrotas. Y todo tiene un denominador común: la búsqueda incansable de todo aquello que me haga sentir que estoy viva y de todo lo que tiene valor para mí.

Hay muchos tipos de libros. Con las novelas, viajamos, nos transportan a otros países, otros mundos, otras épocas, otras vidas. Pero es en los que hablan sobre las cosas normales, por las que pasamos todos, donde yo he encontrado siempre abrigo, consuelo, comprensión y reflexión. Ojalá IKI *sea uno de ellos para ti.*

Mery

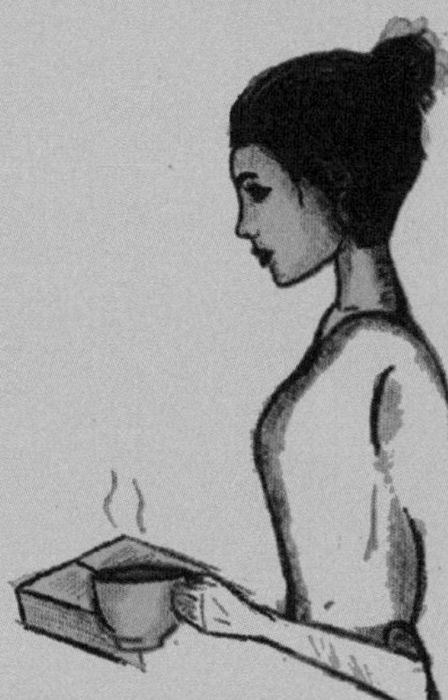

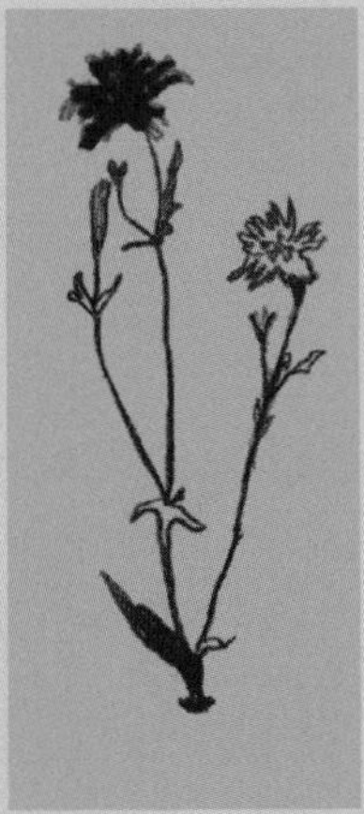

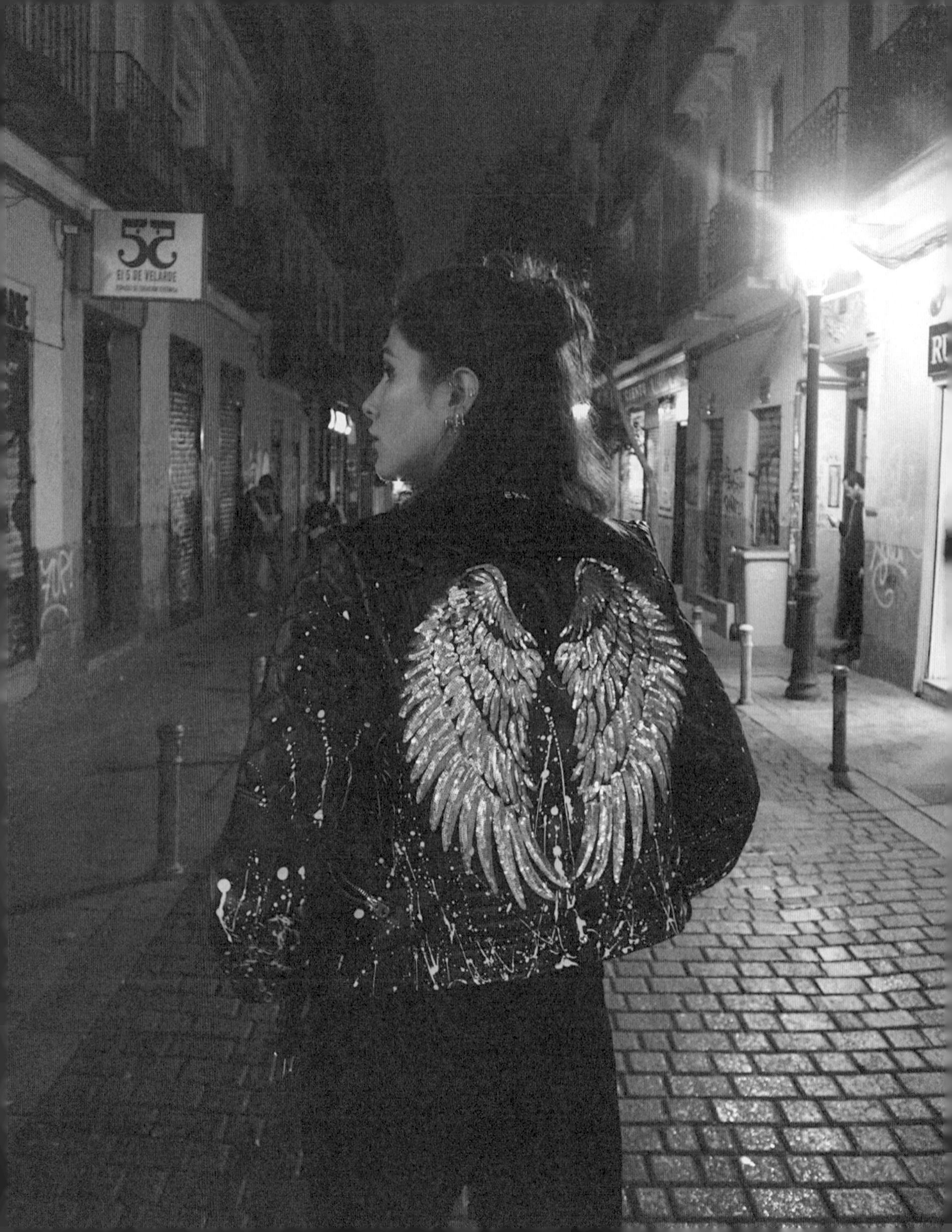
EL 5 DE VELARDE

El cuerpo humano es sorprendente y maravilloso. Nuestro cerebro genera más impulsos eléctricos durante un día que todos los teléfonos del mundo juntos. Cuando estornudamos, todas las funciones del cuerpo se detienen, incluido el corazón. Nuestros impulsos nerviosos viajan a una velocidad de 274 kilómetros por hora desde el cerebro. El cuerpo humano contiene suficiente azufre para matar todas las pulgas de un perro mediano. Tanto carbón como para hacer 900 lápices, potasio suficiente como para disparar una pistola de juguete. Y alberga tanta grasa como para hacer 7 pastillas de jabón y el agua suficiente como para llenar 50 envases de un litro. Nuestro corazón bombea 182 millones de litros de sangre en toda su vida, y 50.000 células del cuerpo mueren y se reemplazan mientras tú lees esta frase. En promedio, una persona necesita 7 minutos para dormirse. Y mil curiosidades más.

Pero desde que te conocí, estoy segura de que mi corazón bombea más millones de litros de sangre, que mi cuerpo contiene menos agua por las veces que he llorado por ti, que mis impulsos eléctricos viajan más rápido y son más intensos. Que tardo noches enteras en dormirme pensando en ti y que no me hace falta estornudar para que se me pare el corazón. Se me para cada vez que te veo.

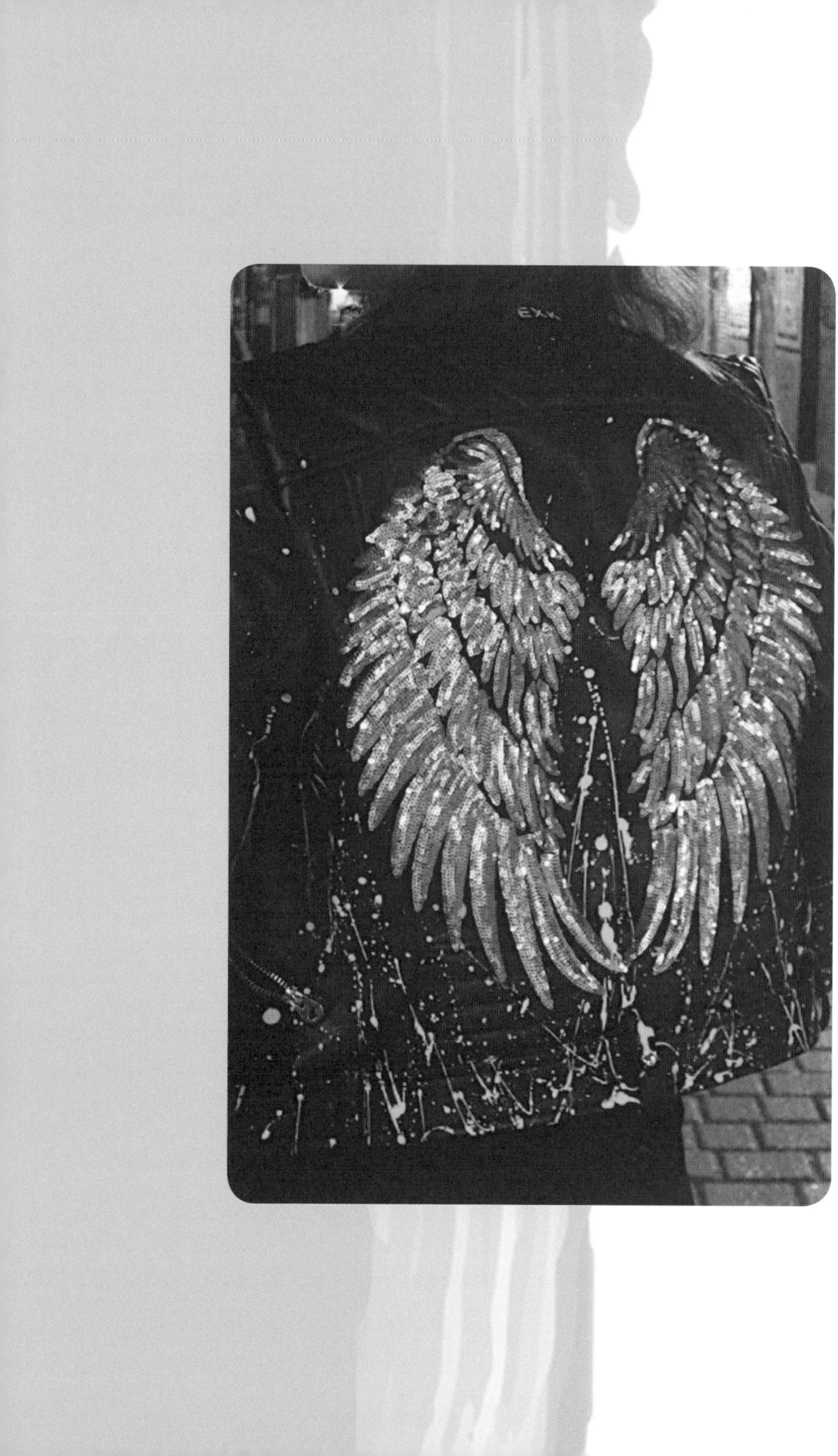

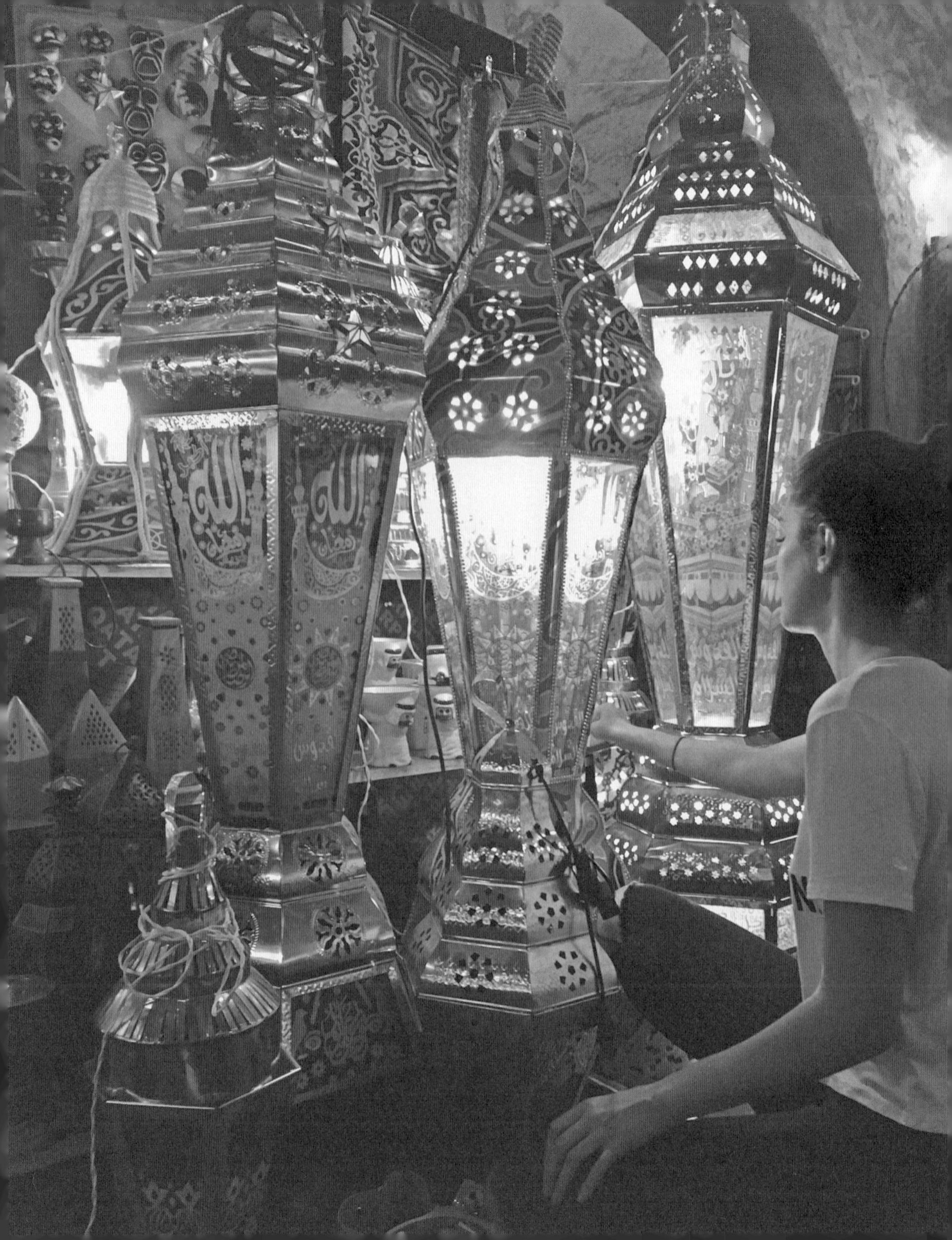
الله

Hubo un punto de inflexión en mi vida que marcó un antes y un después, y fue el momento en el que aprendí a respetarme.

Miraba a mi alrededor y veía patrones impuestos, cosas socialmente aceptadas que yo sabía que no me harían feliz. Porque ya no me estaban haciendo feliz. Y cambié. Rompí con todo.

He hecho explotar tantas veces mi zona de confort que nunca llega a crearse otra vez del todo. He aprendido a querer, a no juzgar.

Cásate si quieres hacerlo. O no lo hagas. Sé madre. Soltera, casada, sola. O no lo seas. Vete y conoce mundo. Cuando vuelvas, si es que te apetece, los que quieran seguir a tu lado, seguirán. No te pares ante nadie. Cuando te encuentres en una encrucijada entre tomar una decisión u otra, opta por aquello que creas que te va a hacer feliz. No por aquello que te digan que es «correcto» hacer. Lo que a otros les hace felices, no necesariamente es para ti.

Esto es algo que me ha llevado tiempo entender, que lo establecido no siempre era para mí. Ahora soy una mujer independiente en todos los sentidos de mi vida, fuerte y orgullosa de lo que me rodea y de lo que he conseguido, con mi esfuerzo y mi empeño. Siempre he sido libre y me siento feliz de no haberme dejado encerrar, aunque haya tenido que pelear.

Lucha. Por lo que necesites. No hay mayor poder que el que cada uno tiene dentro, ni mayor fuerza que la que se consigue cuando tienes que luchar por lo que quieres. Respétate. Quiérete. Acéptate.

Nadie puede vivir por ti, y no aprovechar la vida al máximo es morir un poquito cada día.

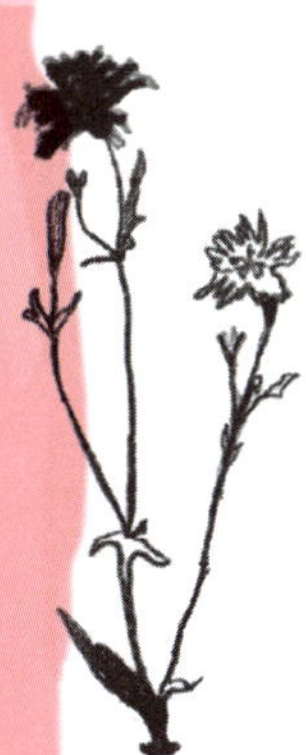

Mi abuela y yo nos llevamos sesenta y cinco años. Sí, son un porrón de años, pero desde que tengo uso de razón, hemos hecho planes juntas. Como hoy, que nos vamos a comer por ahí y la voy a acompañar a la peluquería.

Cuando era pequeña, solo quería pasar los findes en su casa, y lloraba cuando llegaba el domingo y tenía que volver a la mía. Charlábamos por las noches como dos amigas, hasta que se hacía la dormida para que yo me callase de una vez. Íbamos al cine, al teatro, a museos, a comer o a cenar. Se reía porque decía que entrábamos gratis en los museos, ella por ser muy mayor y yo por ser muy pequeña. Con siete u ocho años, me iba con ella y sus amigas a merendar y me lo pasaba bomba.

Pertenecemos a generaciones muy diferentes, tenemos opiniones opuestas en algunos temas..., pero aprendo algo nuevo cada vez que hablamos. Llevo un tatuaje en la muñeca con su letra que dice «mi manera». Porque me ha enseñado a vivir la vida de la manera que yo quiera. Y a creer en el amor, porque hace más de veinticinco años que mi abuelo murió, y ella sigue llevando su alianza de casada cada día.

Hay mucha gente que le tiene miedo a las personas mayores, les dan mal rollo o consideran que son aburridas. Yo digo orgullosa que tengo una amiga de noventa y un años.

Ojalá los abuelos fuesen eternos y pudiésemos disfrutar de todo lo que nos enseñan para siempre.

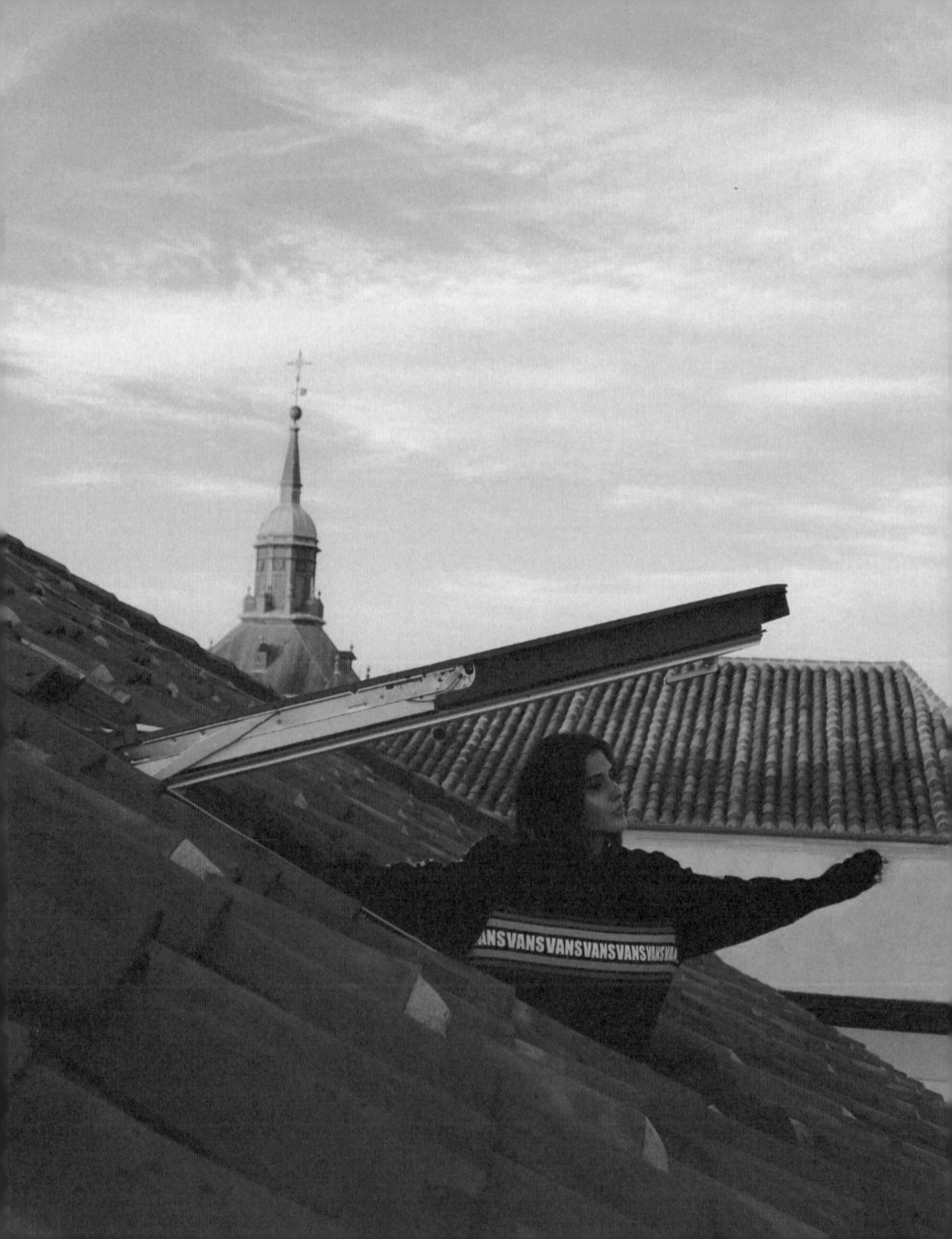
VANSVANSVANSVANSVANS

Os pongo en una situación que creo que todos hemos vivido: estoy leyendo una entrevista a una actriz guapísima, simpatiquísima y superfeliz. De esta felicidad que te da hasta un poquito de rabia. Y me cruza por la mente la frase: «Hombre, claro, si yo tuviese ese cuerpo, fuese así de guapa, tuviese tanto dinero, éxito, y ese novio tan maravilloso, también sería feliz».

¿Os suena? ¿Alguna vez lo habéis pensado? Seguro que sí. Y como a mí me ha pasado, y soy muy de analizarlo todo, he llegado a una conclusión: no se puede ser feliz por imitación.

Pensar que serías feliz si llevaras la vida de otra persona es un error. Porque jamás vas a saber realmente si esa persona es feliz. Puede que esté fingiendo y realmente sea una persona muy desgraciada. (Pobrecita mía, no deseo que sea así... Si desde aquí me estás leyendo, actriz guapísima, espero que seas feliz de verdad.)

¿Qué pasaría si un día te despiertas con todo aquello que crees que te hará feliz y te das cuenta de que no es así? La felicidad se construye dentro de ti, con aquellas cosas que te hacen vibrar. Está muy bien tener referencias, gente que te inspire y marcarte objetivos, pero no olvides que muchas veces se encuentra más valor en el camino que has recorrido que en el propio destino.

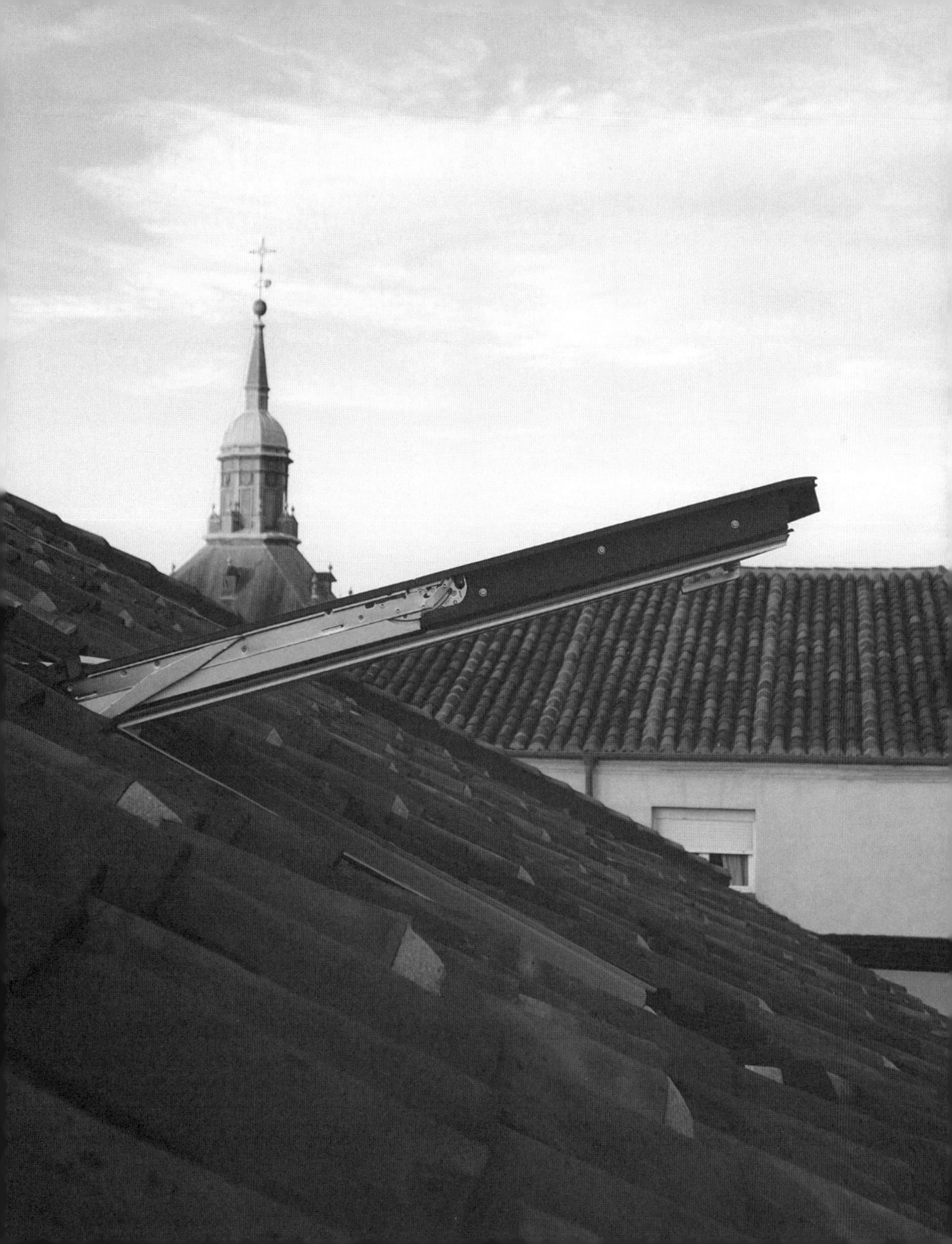

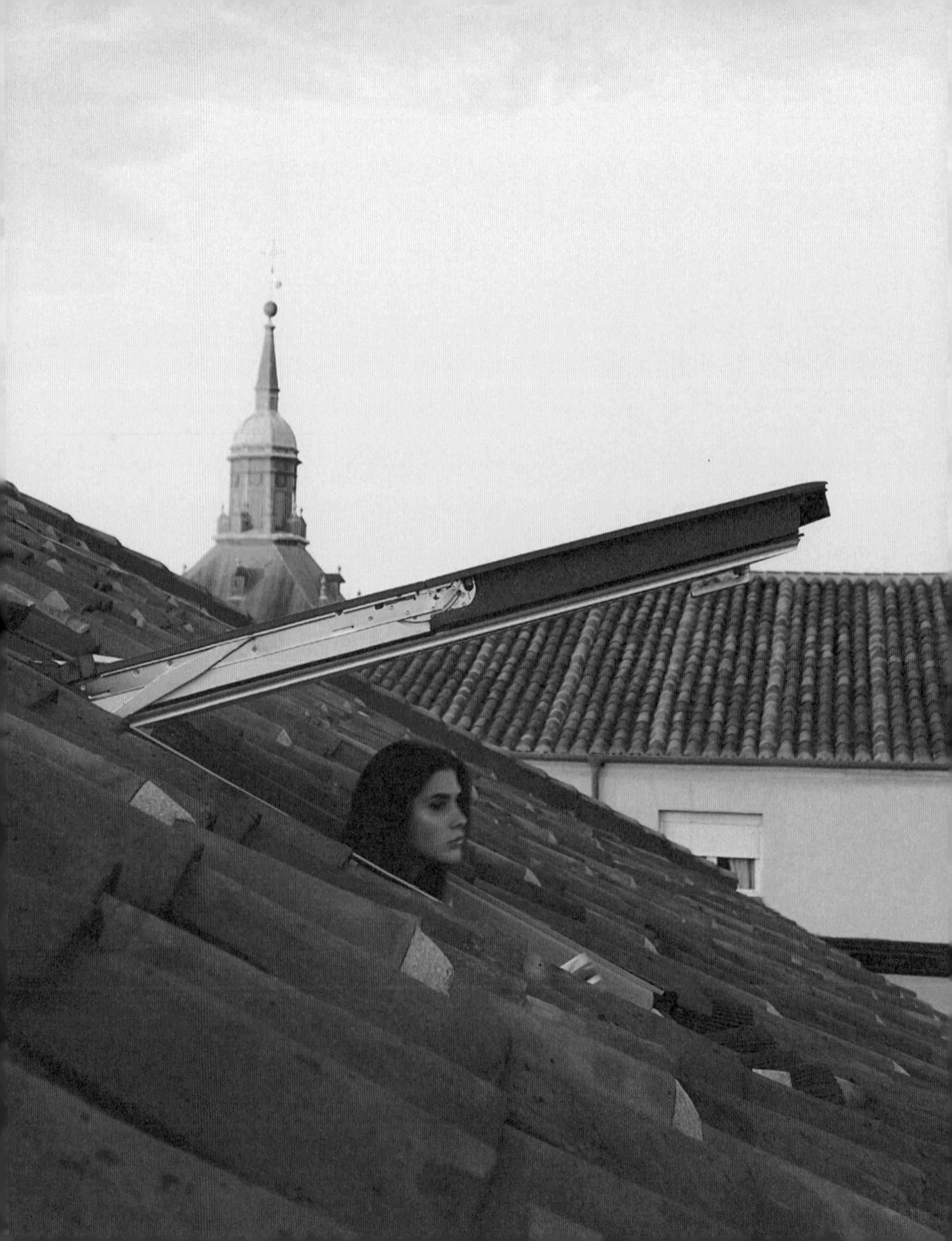

Hace unos días que estoy leyendo un libro que me ha hecho reflexionar y plantearme una pregunta: ¿está bien no estar bien?

Creo que todos tenemos algunos momentos de bajoncillo en los cuales estamos un poco desanimados o tristes y no encontramos un motivo. O tal vez sí sabemos qué nos pasa, pero en el fondo somos conscientes de que no es algo tan grave como para estar así.

Alguna vez me he sentido mal por estar triste. Tengo una familia que me quiere, unos amigos maravillosos, trabajo, salud..., todo lo que necesito para ser feliz sobre el papel. Y lo soy. Mucho. Pero todos tenemos días tristes. ¿Está mal sentirse así? No lo sé..., pero creo que todos los sentimientos son necesarios.

No sabríamos apreciar el amor de la misma forma sin haber vivido un desamor. La amistad se aprecia más cuando alguien que creías tu amigo te ha fallado alguna vez. Y lo mismo pasa con la felicidad y la tristeza. Estar mal nos ayuda a querer mejorar. A pelear por volver a estar bien, a evolucionar, a cambiar. A querer la alegría y luchar por mantenerla cuando está de vuelta.

Yo aprendí hace mucho a respetar cómo me siento, a no juzgarme y a escucharme. Que si estoy triste un día no pasa nada. Que si estoy muy feliz sin tener ningún motivo tampoco pasa nada. Desde entonces, como dice una frase que me encanta: «No soy feliz todo el día, pero sí todos los días».

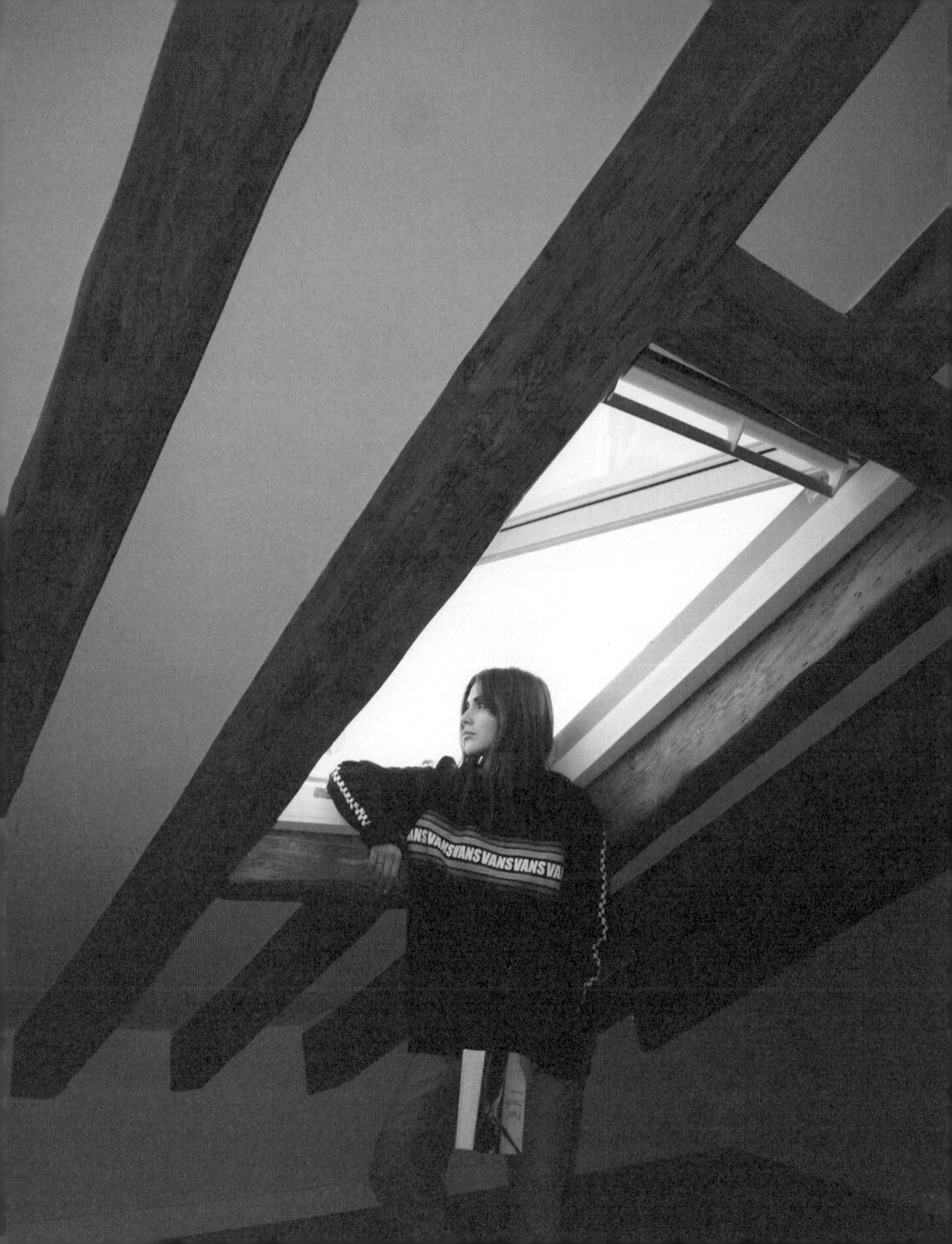
VANSVANSVANS

Desde que somos pequeños se nos van presentando situaciones en las que nos la tenemos que jugar y ser valientes. Dudar. Decidir.

En ese momento se trataba de cosas sin importancia. Atreverte a llamar a casa al chico o la chica que te gustaba, aun sabiendo que podía ser su padre el que cogiese el teléfono: eso era ser valiente.

Después creces y te das cuenta de que ojalá todas tus preocupaciones siguiesen siendo esas pequeñas cosas. Pero no. Entonces empieza el juego de verdad. Igual te presionan para que estudies algo y tienes que decidir si «no decepcionar» o luchar por hacer lo que realmente quieres. Tu primer trabajo. No me gusta. No estoy bien. ¿Pruebo suerte fuera de España? Monotonía. Quiero romper. ¿Debería hacer ese viaje? ¿Y si me pasa algo? ¿Y si me doy cuenta de que era el amor de mi vida después de dejarlo? ¿Debería seguir a esa persona hasta Australia? Decidir. Hacer. Deshacer. Dudas. Todos nos hemos visto en situaciones así. Yo desde bien pequeña lo he tenido claro.

No nací para quedarme con la duda. He hecho y deshecho. Me he equivocado. Miles de veces. Pero nunca he podido decir «no lo intenté», «me quedé con la duda» o «¿qué hubiera pasado si...?». Las veces que he acertado, me he dado una palmadita en la espalda y me he dicho: «Bien hecho, Mery, te arriesgaste y acertaste». Y, ¿todas las veces que me he equivocado? Pues me he arrugado un poquito en pijama en la cama diciéndome a mí misma: «¡Quién te manda!!!», y he intentado aprender una lección de ello. Pero sin todos esos aciertos y errores, nunca hubiese llegado a ser quien soy.

Todos, en el fondo de nuestro corazón, tenemos

una voz que nos dice qué decisión tomar; solo hay que tener el valor de escucharla y hacerle caso. La vida es para los valientes, para los que hacen, para los que no dudan.

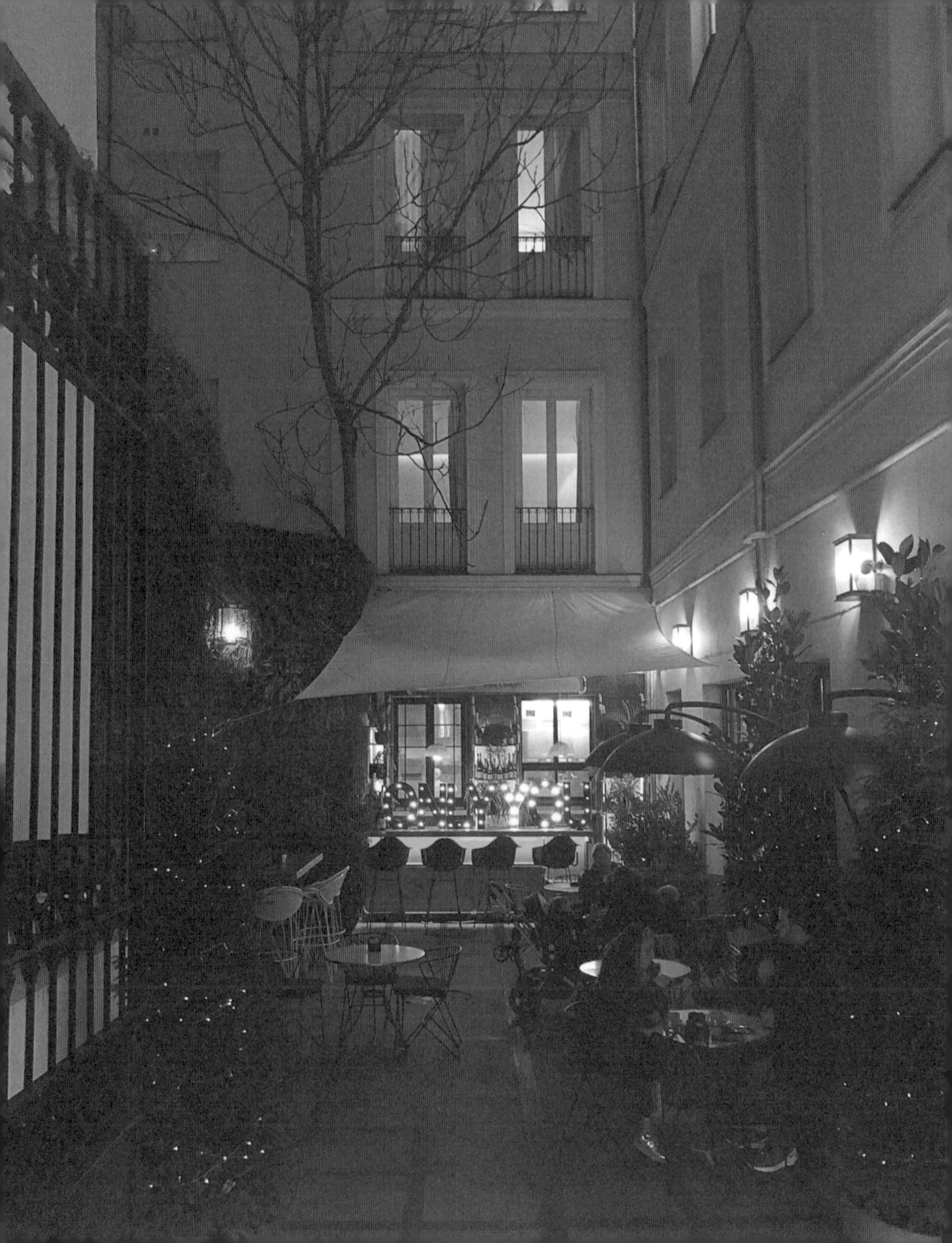

Antes había algo que me producía mucha frustración y me agotaba la energía: esperar que los demás actuasen como yo lo haría.

Y me pasaba en todos los aspectos de mi vida: con mi familia, con mis amigos, en el ámbito sentimental, con mis compañeros de trabajo...

A veces, ante una situación, si la persona no actuaba como yo creía que había que actuar, me enfadaba. «Yo estaría dispuesta a hacer esto por ella», «Si yo hubiese estado en su situación, habría hecho esto, pero, claro, como no me valora lo suficiente...». Eran cosas que repetía constantemente.

Con el tiempo he aprendido que es un error. Que tú, ante una situación, hagas las cosas de una manera no significa que la forma de actuar de la otra persona sea incorrecta o tenga menos valor.

Cuando dejas de esperar, la vida te sorprende. Para bien o para mal, eso ya lo decides tú luego, pero no te agotas en ejercicios sin sentido.

Dejar de esperar y de desesperar. Esa es la clave.

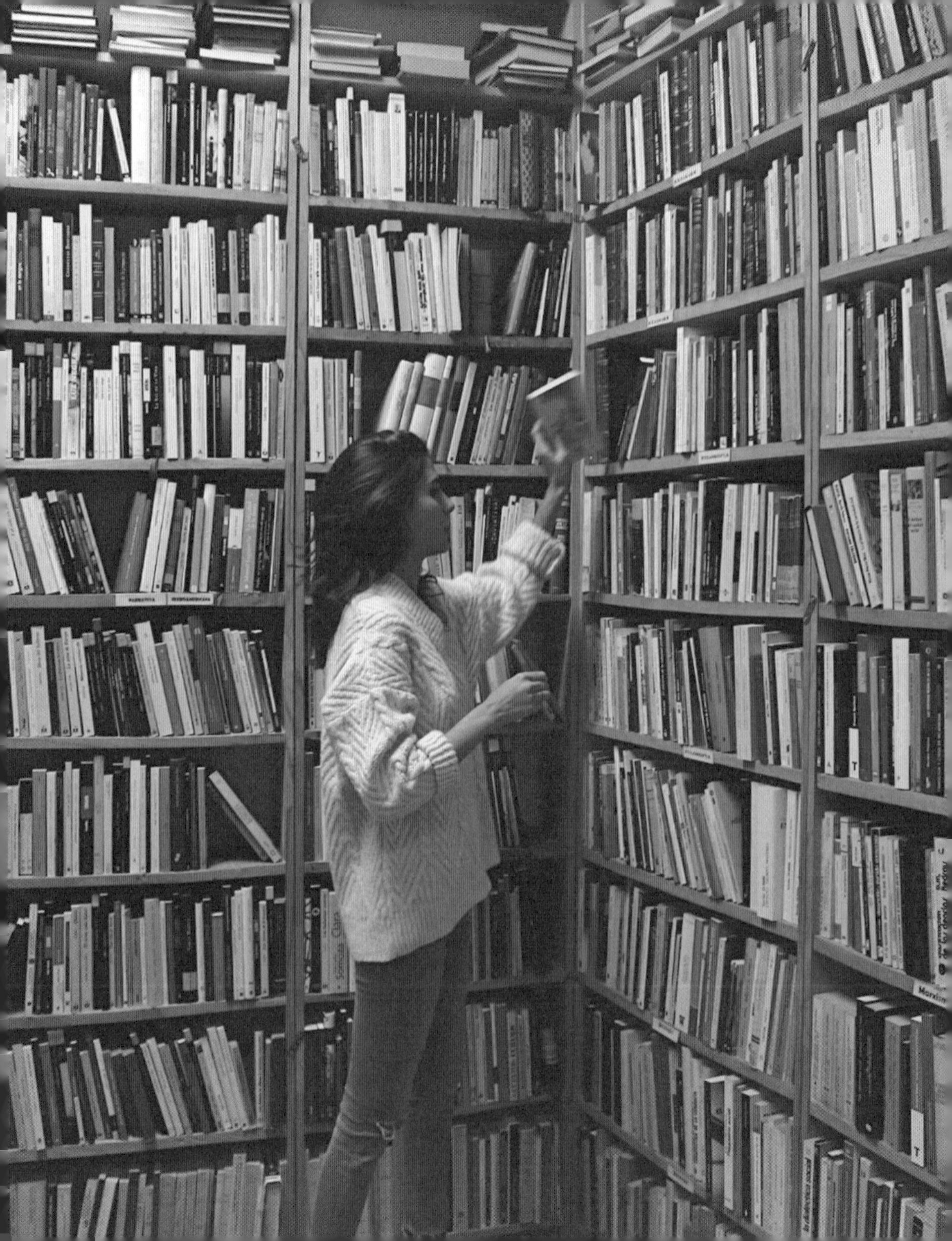

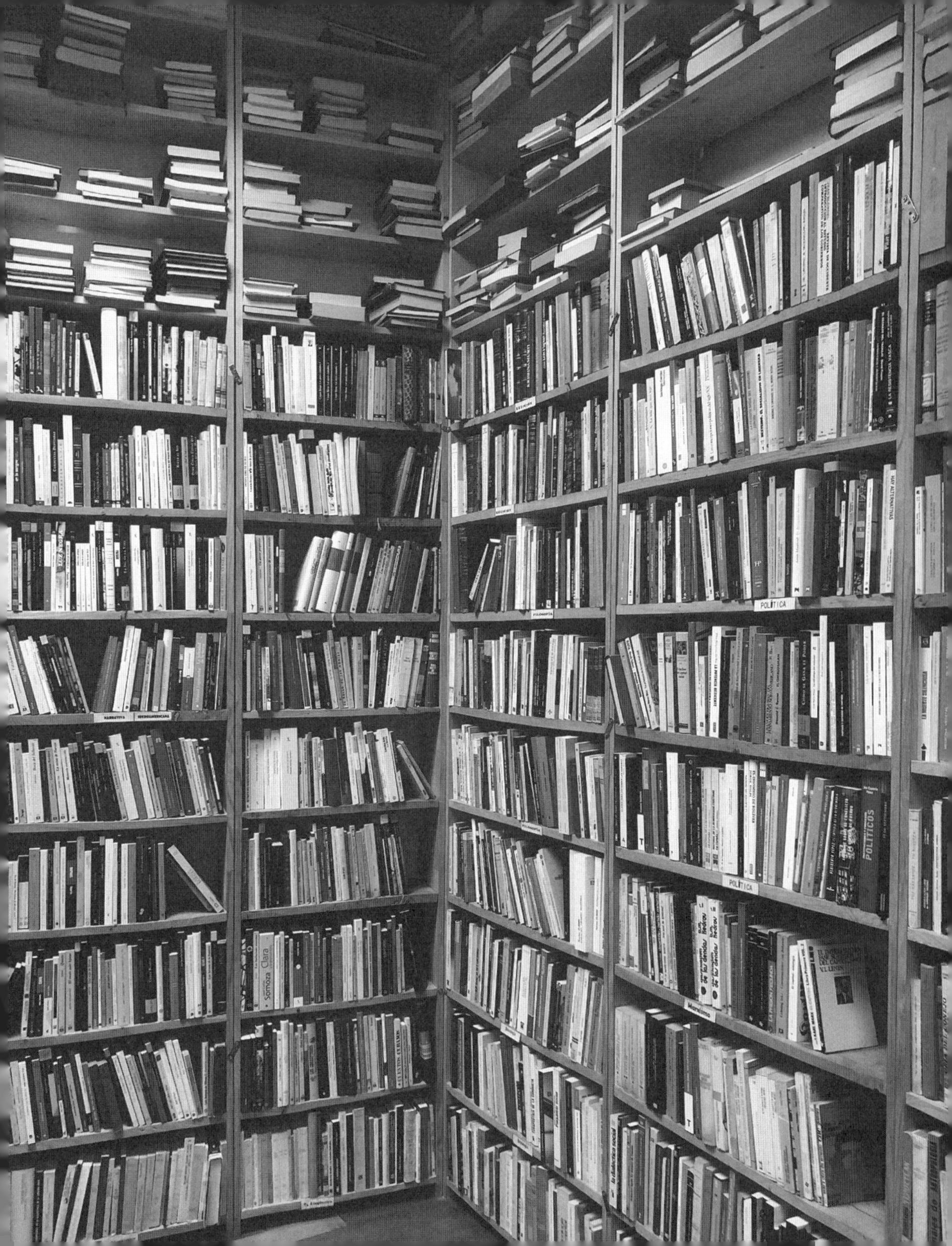
POLÍTICA
POLÍTICA
Marxismo

Hoy empieza noviembre. Bueno, igual lees esto en junio, pero quiero que te ubiques. Quedan dos meses para que acabe el año. La mayoría de las personas esperan al 31 de diciembre para reflexionar sobre el año, lo que han aprendido, conseguido o sufrido. De hecho, puedes ver los engranajes del cerebro de muchos mientras reflexionan con cada uva que se toman.

Yo, que siempre he sido un poco rara, he decidido que no me daba la gana esperar dos meses más y quiero saber ya las lecciones más importantes que he aprendido este año. Una de ellas la tengo clara. He aprendido que hay personas que están destinadas a estar en tu vida para siempre, aunque no sea de la forma en la que te hubiera gustado en un principio. Y que valen mucho más del modo en el que se quedan.

Antes, cuando conocía a alguien y empezaba una relación, si no funcionaba, como esa persona no era mi amigo, la mayoría de las veces me enfurruñaba y la sacaba de mi vida.

Ahora he comprendido que hay personas que como pareja son desastrosas, pero que te aportan infinitamente más como amigos (si conseguís serlo, que no siempre es fácil).

Doy gracias a las personas que han entrado en mi vida de una forma y se han quedado de otra. Aquellas que sabes que, pase lo que pase, siempre estarán ahí para ti, sea de la manera que sea. Forzar nunca es amar, y las relaciones que surgen de una forma natural son las más verdaderas.

Nos vemos el 31 de diciembre.

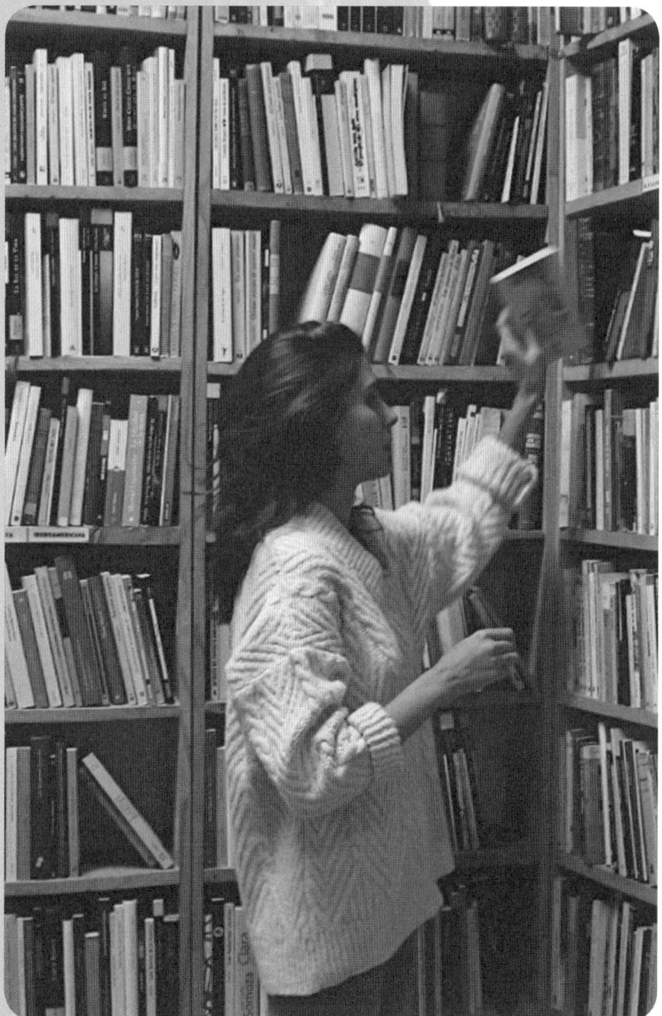

Hace cuatro años, una de mis mejores amigas conoció a un chico en un bar mientras estaba de vacaciones. Él vivía en esa ciudad; ella en la otra punta del mundo. No tenían amigos en común ni ningún punto de conexión entre ellos. Pero durante quince días no se separaron y se enamoraron locamente. Sí, típica historia de película.

Durante estos cuatro años, han tenido una relación de idas y venidas (esta expresión es como la de «dar una de cal y otra de arena». No sé si lo bueno es «de idas» y lo malo «de venidas» o al revés).

El caso es que ambos se han enfrentado no solo a la distancia, sino a otras muchas cosas. Han sido muy felices, pero también han sufrido. Y yo, como amiga de ella, he estado compartiendo sus momentos de alegría y también su tristeza. La verdad es que en muchas ocasiones su entorno no dábamos un duro por esa relación, y cuando la he visto pasarlo realmente mal, pensaba lo fácil que sería terminar con todo y no volver a saber de él.

Desde ciudades, países e incluso continentes diferentes es más fácil borrar a alguien de tu vida. No como mi pobre portera, que se separó de su marido y tenía que verlo todos los días, porque él trabajaba en otra portería un par de números más allá. Mi amiga lo tenía «tan fácil» como no volver a cogerle el teléfono, no volver a hablar, desaparecer. No tenían que volver a coincidir en la vida si ella no quería.

De hecho, lo intentó, llegó a hacerlo, pero algo los unía siempre de nuevo. Es el hilo rojo más potente que conozco. Si no sabes a qué me refiero, hay una leyenda japonesa que dice que existe un hijo invisible que une a dos personas sin importar las circunstancias ni el tiempo ni la distancia. Si dos personas están destinadas a estar juntas, este hilo podrá enredarse, pero no se romperá nunca.

A día de hoy, están juntos y son muy felices. No sé si su hilo era rojo o si ha pasado por todos los colores, largos y enredos, pero admiro cómo han luchado por mantenerse unidos.

A los dos, os deseo lo mejor. Podéis hacerme un jersey para invierno con el hilo que os sobre. Después de cuatro cuatro años me lo he ganado.

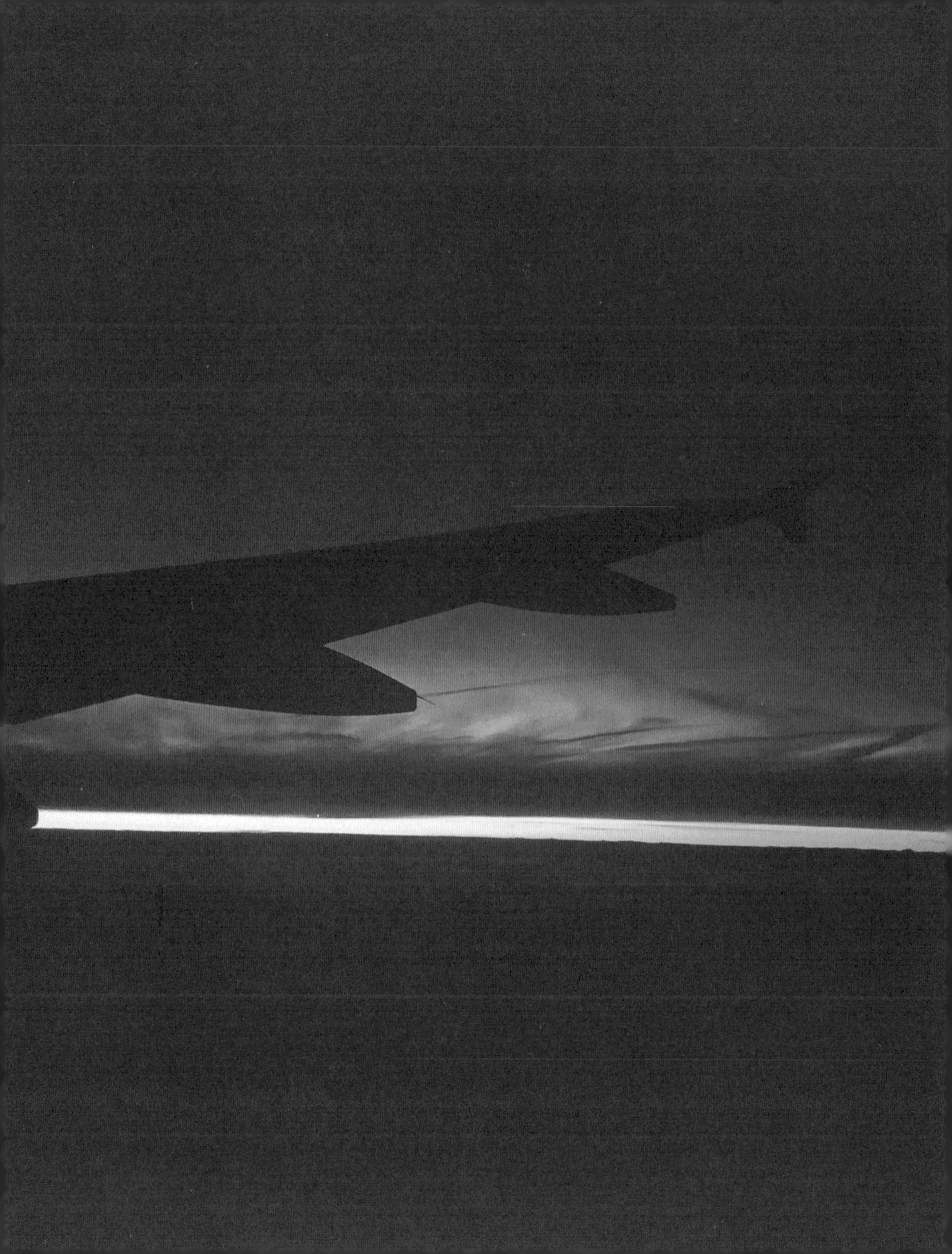

Hoy he leído una frase: «Tanto cielo para volar y uno enamorándose de una jaula». La he compartido como tantas otras frases y la respuesta ha sido inmediata. Cientos de historias de chicas que viven en «relaciones jaula» y no saben cómo salir, y otras muchas de chicas que las superaron y hoy en día son personas nuevas, libres y felices. Digo chicas porque es la inmensa mayoría de las personas que me siguen, no porque esta situación nos sea exclusiva. Al revés también ocurre, desgraciadamente.

El caso es que hay un mensaje que se ha repetido mucho: «Tengo una amiga que está en una situación así», «Se está alejando de nosotras y ya no sabemos qué hacer», «Estamos desesperadas porque no sabemos qué hacer para ayudarla».

Y aquí me encuentro un domingo más, sentándome a reflexionar y escribir. Cuando piensas en una relación tóxica de dos personas, te centras en lo que sufre cada uno, pero no tenemos en cuenta cuánto sufre la gente que los rodea y los quiere viéndolos pasar por una situación así.

Yo he tenido también amigas en esta situación. De hecho, las tengo a día de hoy. Y me duele verlas vivir al cincuenta por ciento de su felicidad. Se me parte el alma cuando estamos juntas disfrutando de un plan y las escucho reír a carcajadas, y pienso que muy probablemente sea el único momento de paz que han tenido en el día. Y que luego tienen que volver a su cincuenta por ciento de felicidad habitual.

¿Qué hacer cuando las tardes enteras intentando ayudarlas se convierten en noches en vela de no dormir preocupada por ellas? ¿Qué hacer cuando te dejan de contar las cosas porque se avergüenzan de caer en los mismos errores tóxicos una y otra vez? Pues seguir ahí, escucharlas, ofrecerles tu apoyo, que sientan que no las vas a juzgar, pero hacerles entender también que en ellas está el poder de cambiar las cosas. Que una vez abran los ojos y se vuelvan a colgar las alas que dejaron caer, ni el cielo será el límite para ser la mujer libre que merecen ser.

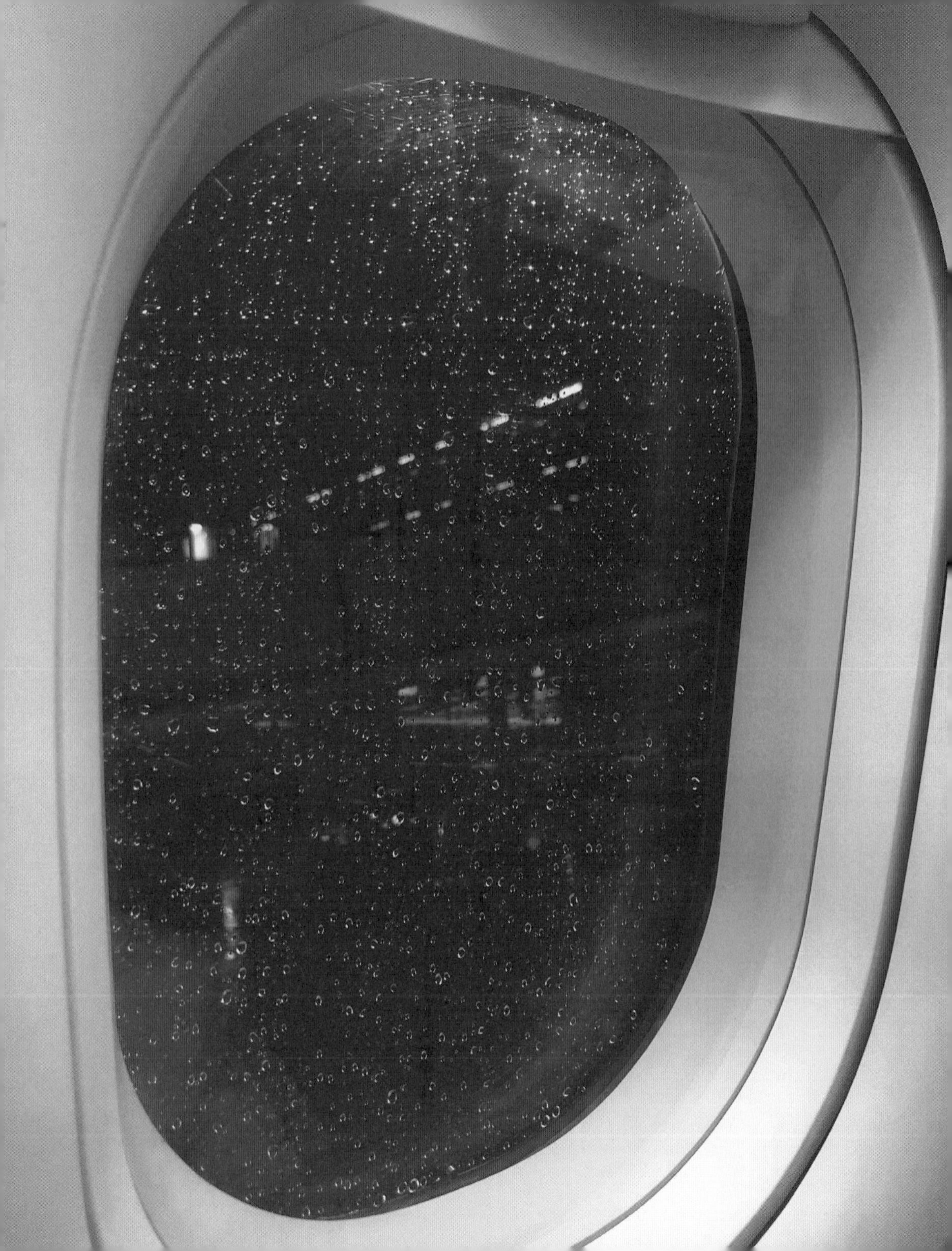

El amor no duele. No te chilla, no te humilla y no te levanta la mano. El amor no te dice la ropa que tienes que llevar, las amigas que debes tener ni a quién puedes ver. No te pega «por tu bien» o «para que me entiendas», ni porque «es que me obligas a hacerlo porque no me haces caso».

El amor no es control, ni denigración ni anulación. Llámalo como quieras llamarlo, pero no lo llames amor. Porque quien te ama te quiere libre, sin rasguños y con alas.

Este texto lo escribí una noche después de leer una noticia que relataba una «jornada negra» en la que dos mujeres y dos niñas fueron asesinadas por violencia machista. La respuesta fue inmediata; el texto se hizo viral y fue compartido por cientos de personas, en su inmensa mayoría mujeres.

Nunca pensé que la respuesta sería tan grande. Y eso me hizo plantearme dos cosas. Por una parte, me asustaba que tantas mujeres se sintieran identificadas con ese tipo de comportamiento. Pero, por otro lado, me daba esperanza pensar que cada vez nos resulta más fácil identificar los comportamientos machistas y pararlos. Porque sí, estamos en 2019, y este tipo de violencia machista sigue ocurriendo. Y desgraciadamente, si algo no cambia, seguirá ocurriendo el año que sea en que estés leyendo este libro.

¿Cómo es posible? Hemos avanzado mucho. Nuestras abuelas callaban, nuestras madres empezaron a hablar, ¿y nosotras? Tenemos acceso a información, a testimonios de otras muchísimas mujeres para no sentirnos solas y, aun así, seguimos muriendo.

Pensar que esto solo ocurre en ciertos sectores de la sociedad o a cierto tipo de mujeres es negarse a ver una realidad. Yo nunca he vivido una situación de maltrato físico o psicológico, pero eso no significa que no esté dispuesta a luchar contra él. Así que desde aquí, si has sufrido o estás sufriendo algún tipo de maltrato, te digo que el amor no duele, que no te chilla ni te humilla. Que no estás sola, que eres libre, que no te mereces los rasguños y que tienes unas alas preciosas listas para volar.

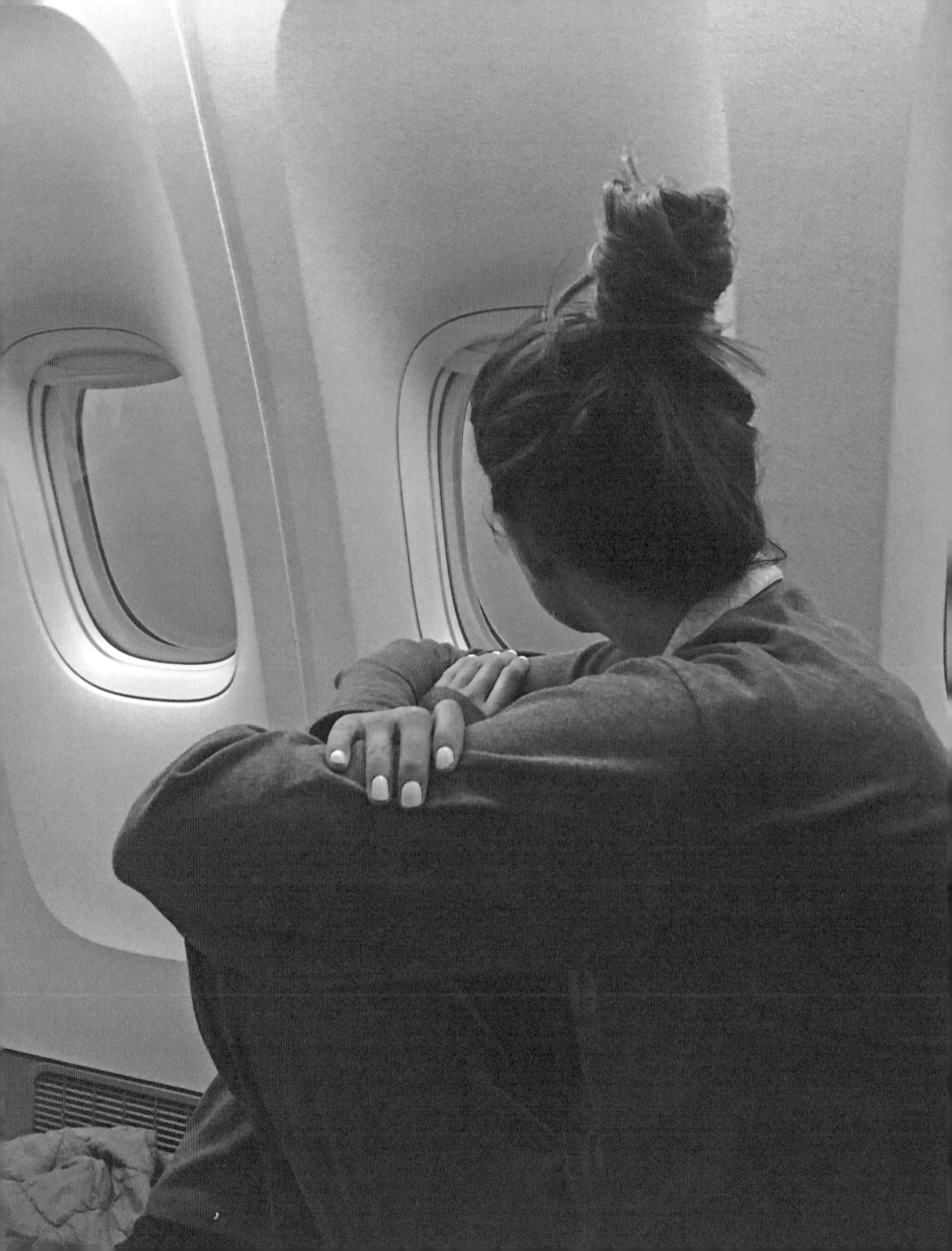

Conoces a una persona. Surge la chispa y empezáis a quedar. Os gustáis, os sentís cómodos juntos. Empiezas a sonreír al recibir ese mensaje por las mañanas deseándote un buen día, alguno que otro durante la jornada y ese al final deseándote buenas noches.

Te das cuenta de que te empieza a hacer ilusión contarle algo que te ha pasado hoy o compartir un problema. ¿Cómo es posible, si hace una semana ni siquiera estaba en tu vida?

Pasan los días, las semanas, puede incluso que algún mes, y te das cuenta de que esa persona ha entrado en tu vida y puede que se quede. Estás a gusto, ilusionado.

Y de repente llega la torta. La otra persona lo termina. «No es un buen momento, tengo a otra persona en la cabeza» o «Ahora mismo no busco nada». ¿Qué ha pasado?

Y tú, que ni siquiera te habías planteado hacia

dónde iba aquello, o ni siquiera estabas convencido de que fuese «tu persona», te pones triste.

Es una historia que he visto repetirse tantas veces. En mí, en mis amigos, en pelis o libros. Y después de analizarlo mucho, no sé si la pena que te lleva a estar triste, en realidad, es una cuestión de ego. Otras veces pienso que en tu cabeza esa persona ya cuadraba en tus planes, y la tristeza es no saber si encontrarás a otra que volverá a cuadrar. He aprendido a ser muy fuerte en ese sentido. Cuando me ha pasado, he intentado retroceder a la vida que tenía antes de conocer a esa persona.

Vive las historias que tengas que vivir, no te arrepientas de nada. Dalo todo y no te cortes las alas, pero nunca permitas que una historia truncada te quite la risa. Como dice una frase que me encanta: «Sonreía antes de conocerte y lo haré después de ti».

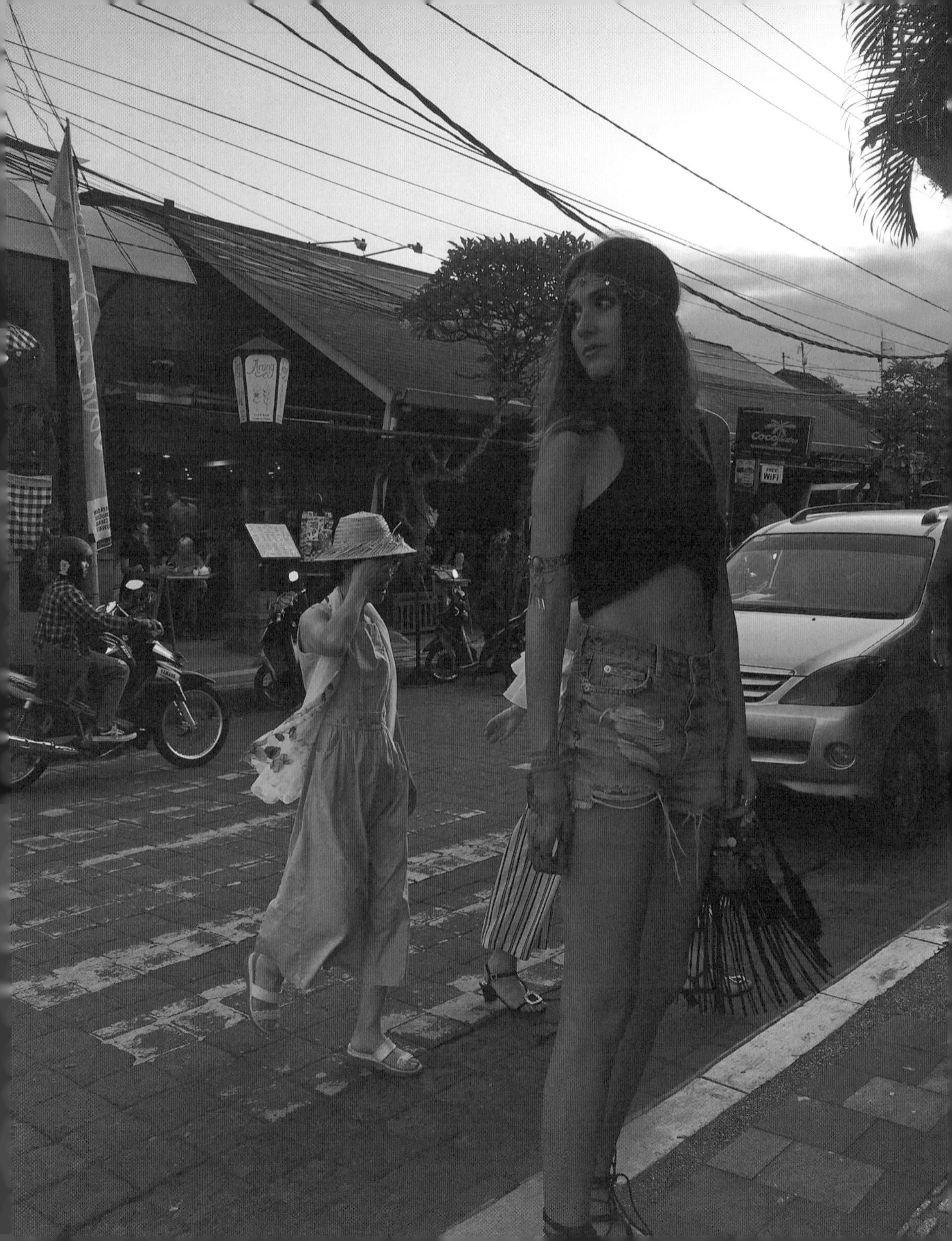
Arang
FREE
WiFi

Una de las preguntas que más me hacen es: «¿Cómo has aprendido a estar sola y ser feliz contigo misma? Acabo de dejarlo con mi pareja y no sé si voy a ser capaz de ser feliz sin esa persona».

Lo primero que respondo es que estar soltera no significa estar sola. Tenemos que quitarnos esa idea de la cabeza. La soledad es estar en una habitación rodeado de gente que conoces y, aun así, sentirte solo. Es tener a tu pareja a tu lado y sentir que os separa un mundo. Estar sola no es sentirte sola.

Después respondo que aprendí a ser feliz estando soltera cuando me cansé de estar triste si rompía con alguien o si me rompían el corazón. Si llenas tu vida de un montón de cosas buenas que te aportan valores, positividad, etc. (tus amigos, tu familia, tus viajes, tus libros y mil planes), cuando tienes pareja, es para sumar, no para restar.

Aprender a no tener esa dependencia emocional, y darte cuenta de que la felicidad está en uno mismo, hace que estar con alguien sea una cuestión de elección y no de necesidad. Y hace también que, si esa persona ya no está, sigas teniendo una vida feliz y plena.

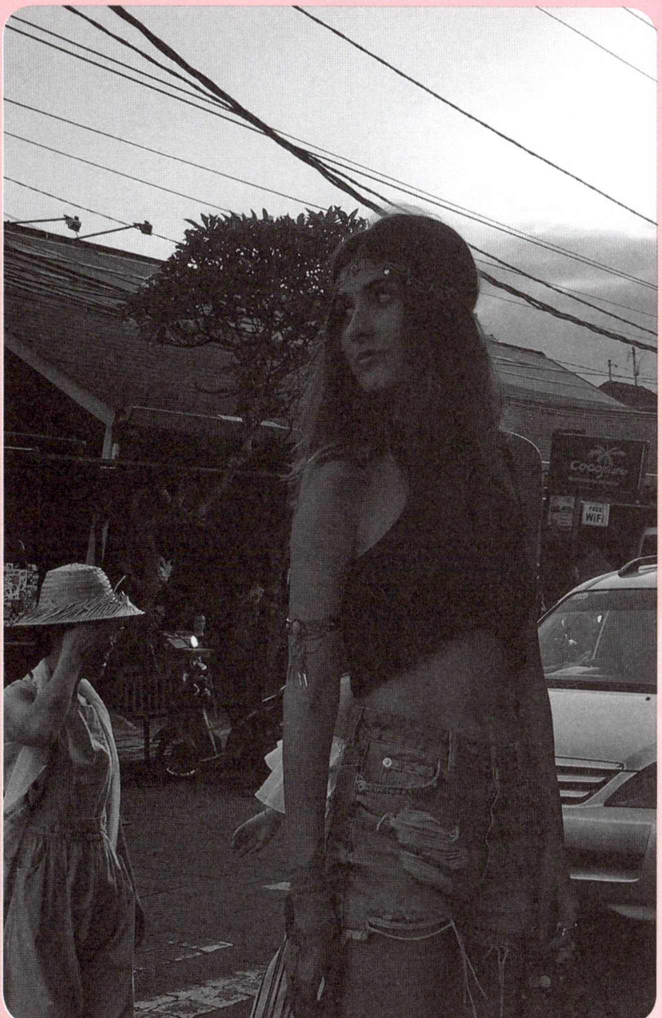
FREE
WIFI

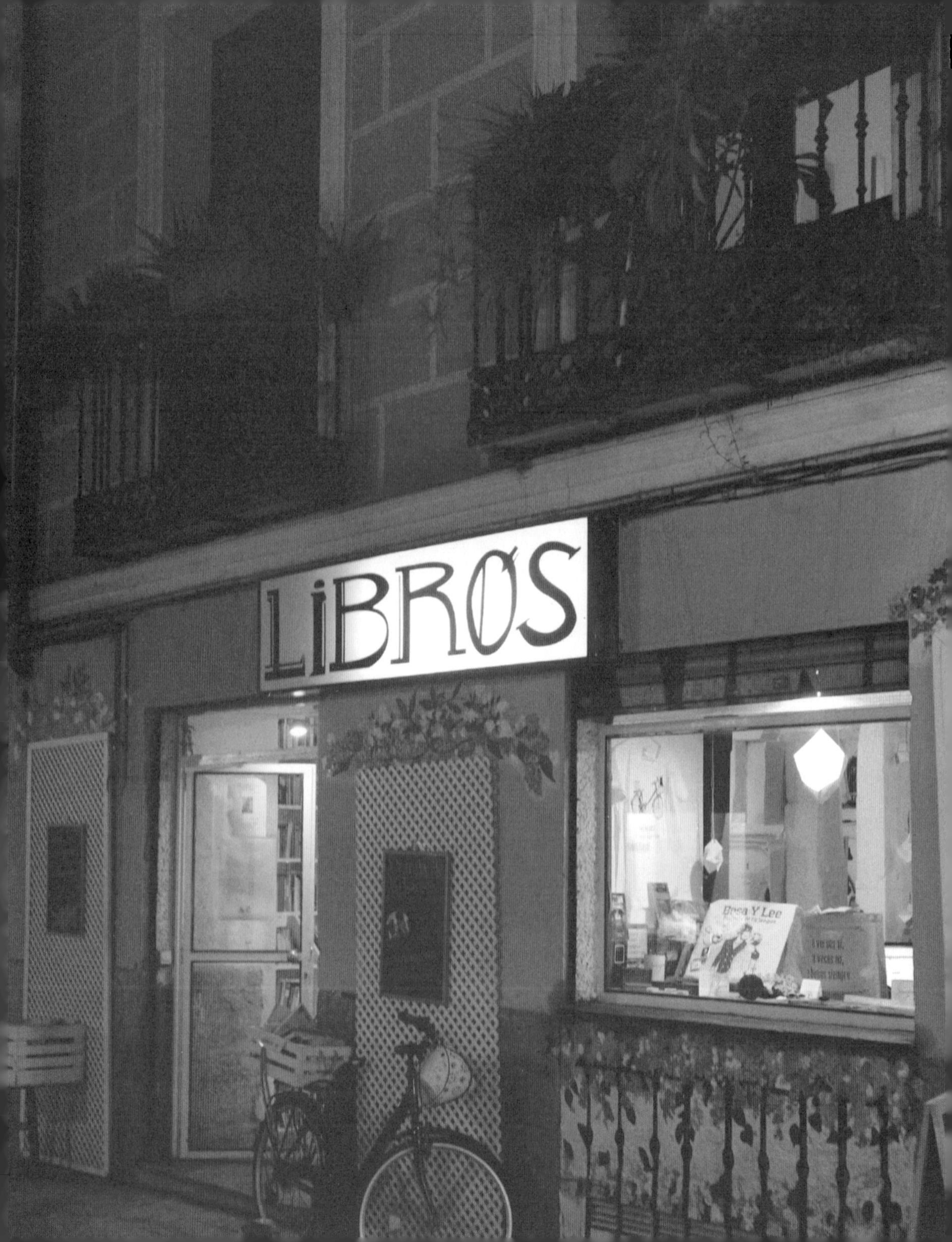
LIBROS

Me han enseñado a no poner límites a mi imaginación. Ni a lo que siento. Ni a lo que busco, persigo y consigo.

Me han hecho crecer como persona. Experimentar sentimientos que nunca he tenido.

Me han permitido solidarizarme con historias que no he sufrido, pero de las que me he sentido parte. He llorado la muerte de un ser querido como si fuese mío, me han roto el corazón o he alcanzado la felicidad de ser madre sin salir de mi cuarto. Me han ayudado a empatizar con otras personas. Otras historias. Otras formas de ver la vida.

Me han convertido en alguien más tolerante. He abierto mi mente gracias a ellos y he descubierto que existen tantas formas de entender la vida como personas hay en el mundo. He viajado a sitios inimaginables e incluso algunos los he revisitado más tarde.

Leer te hace libre. Los libros son el mejor medio de transporte, y yo siempre he estado lista para volar alto. No dejéis de leer nunca.

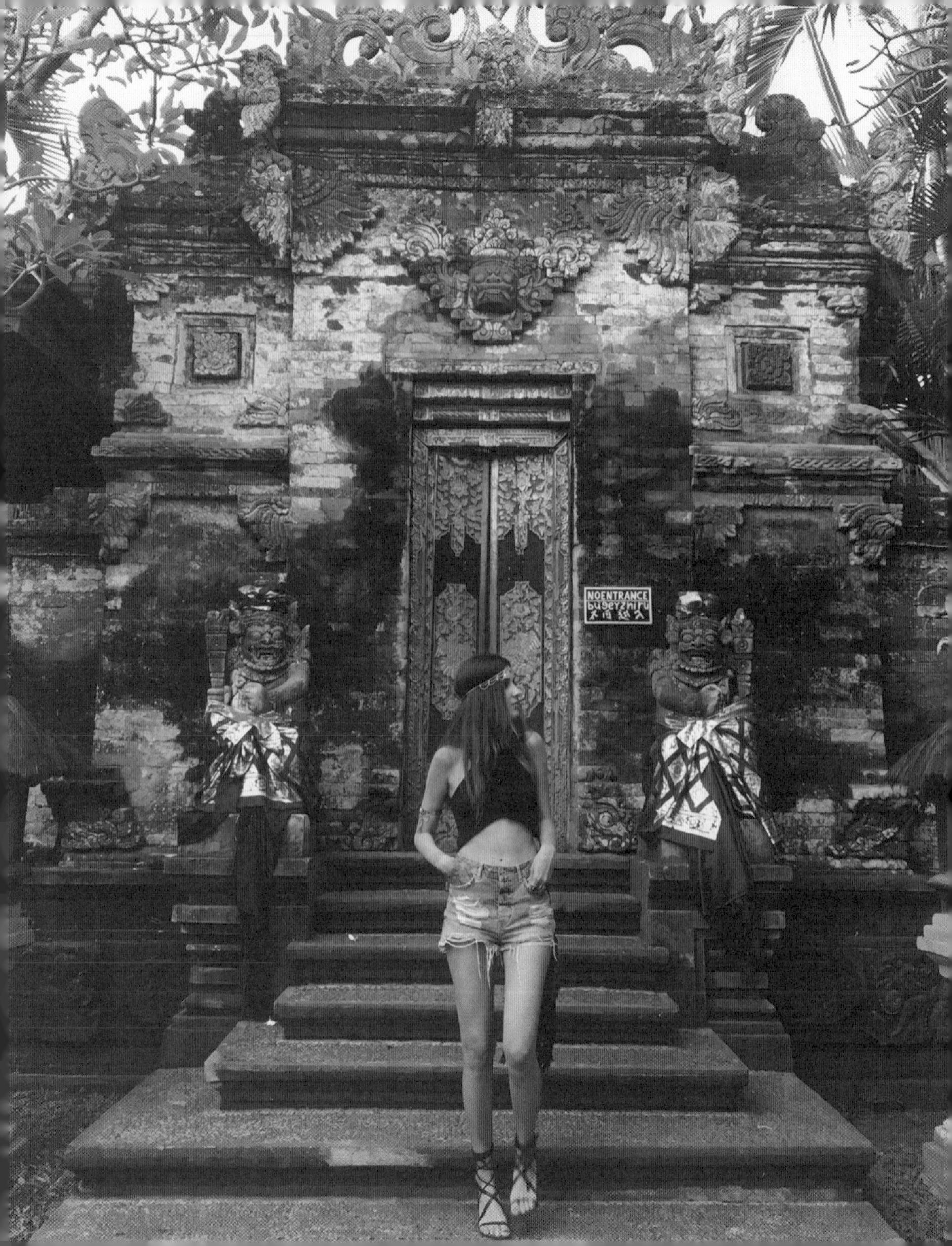
NOENTRANCE
bugeyzhiru

Siempre he pensado que si algo hace especial a una persona y nos ayuda a conocerla son sus manías. Muchas veces se trata de cosas absurdas, sin sentido o contradictoras, pequeños gestos o gustos que nos hacen únicos.

A mí me vuelven loca las chucherías, creo que cuando tenga cincuenta años seguiré comprándome. Pero, sin embargo, solo me gustan las de color rojo o rosa, y siempre tengo que comprarlas de cuatro en cuatro. Cuatro regalices, cuatro fresas, cuatro ladrillos. ¿Por qué? No tengo ni idea.

No me gusta el helado de fresa, ni los chicles de fresa, ni el sabor a fresa en general..., pero me apasiona el yogur griego con sabor a fresa. Creo que soy de las pocas que sabe de su existencia.

No considero que algo merezca recibir el nombre de «postre» a menos que lleve chocolate. Excepto la tarta de queso, de la cual estoy haciendo una cata mundial.

Pertenezco a la liga de los que odian el pepinillo de las hamburguesas de McDonald's, aunque siempre elegiré pizza antes que hamburguesa.

Soy incapaz de tomar la leche caliente. Aunque viviese en Alaska y estuviese a cinco grados bajo cero, la leche me la tomaría fría. No me gusta la Fanta si no lleva ginebra. No puedo comer sin pan. Cuando me da por algo, me tiro meses comiéndolo casi a diario hasta que me saturo y no vuelvo a probarlo en un año. Prefiero la cerveza por encima de todas las cosas. Y la Nutella a cucharadas.

Estas son algunas de mis manías, las mías, las que me hacen diferente. Y cada vez que alguien se acuerda de mí y al llegar a su casa me dice que me ha comprado algo porque sabe que me gusta, sé que es su forma particular de hacerme saber que me quiere sin decírmelo.

¿Y tú? ¿Cuál es el yogur griego de fresa de tu vida?

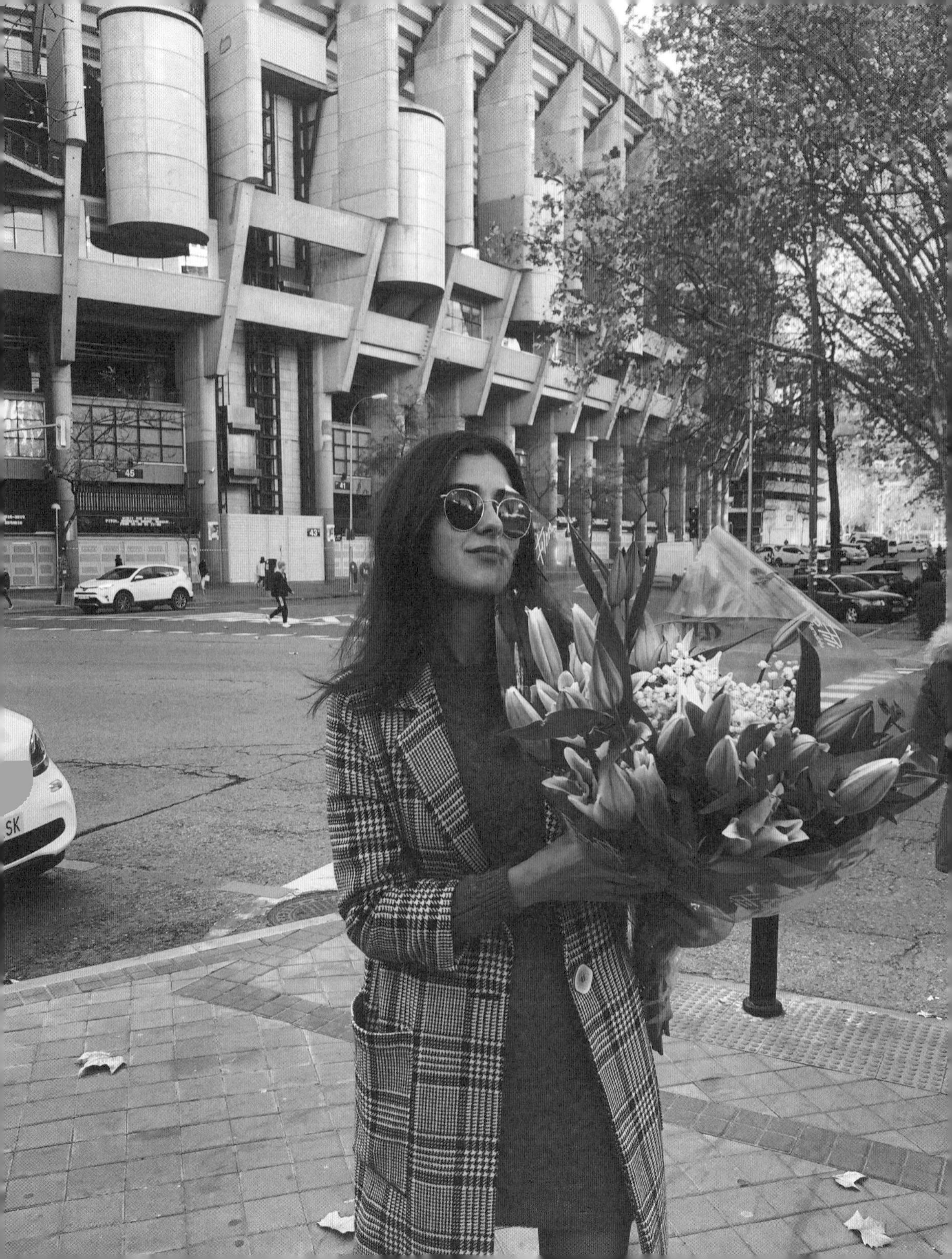
45
41
43

Cada vez tengo más claro que quien es feliz con su vida no critica ni juzga la de los demás.

La mayoría de las veces, las críticas despiadadas y no constructivas vienen de personas a las que les gustaría tener lo que tú tienes o llevar tu vida. Estas personas agotarán tu energía, te harán creer que tus decisiones no son las más adecuadas o que no vives de manera «correcta» (según su opinión, claro).

¿Qué pienso yo? Pues que les den. Mi vida es mía y de nadie más. Mis decisiones (así como mis aciertos y fallos) también son mi vida, y nadie puede vivirla por mí.

Si me hubiese dejado influenciar por las críticas, probablemente no estarías leyendo estas líneas. Nunca me he arrepentido de los caminos que he tomado porque, para bien o para mal, me han hecho llegar a donde estoy hoy y ser la persona que soy. Así que, cuando alguien critique, juzgue o quiera opinar sobre tu vida, levanta la cabeza... y sigue viviendo.

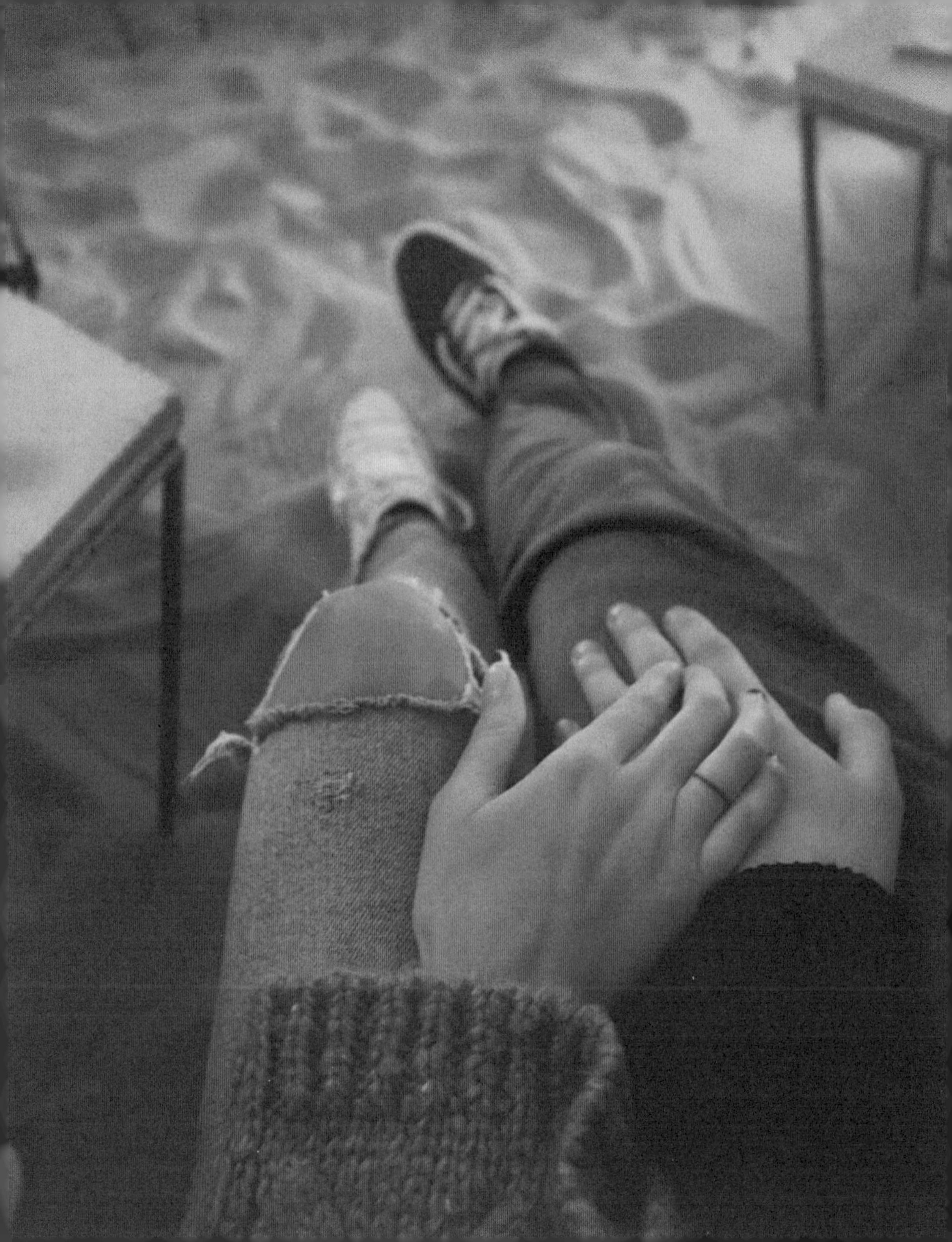

Todos los restaurantes que han sido testigo de las cenas en las que nos hemos comido a besos.

Aquella vez que me dijiste: «No sé qué es más bonito, si despertarme contigo o quedar a desayunar antes de trabajar y verte aparecer con tus botas, tu falda con vuelo y las piernas sin medias en pleno febrero, tan tú, tan bonita, tan mía».

Las tardes que hemos pasado en nuestro bar favorito, bebiendo cervezas como si fuésemos dos colegas de toda la vida, pero lanzándonos miradas que abrasaban. Porque no hay frase que mejor defina lo que siento por ti que «Yo, que mido mi tiempo en medias cervezas y no hago planes a más de cerveza y media, estoy deseando que pidas otra ronda».

Los domingos de leer en la cama hasta tarde, perdernos por el Carmen como dos turistas y descubrir mil tiendecitas nuevas, y sí, que me digas que soy incapaz de entrar en alguna sin comprar algo. Y que te conteste sacándote la lengua y tú callándome con un beso.

La presentación oficial con tu familia. Mis nervios. Y todas las ocasiones especiales que han venido después, en las cuales me decías que lo mejor era esperar con qué vestido te sorprendería. Si supieras la de veces que los elegí pensando en ti... Y lo que me reía cuando íbamos a una tienda y me decías: «Este vestido es muy tú».

Pero, de todo, me quedo con aquella vez que me dijiste que, desde que me conocías, habías aprendido a vivir la vida y a disfrutar de las pequeñas cosas con más pasión. Eso sí que es motivo de celebración, y no cualquier 14 de febrero.

Uno de los viajes más especiales que he hecho en mi vida fue a Cuba. Era enero, acababa de terminar una historia de amor que me dejó el corazón roto. No fui consciente de lo bien que me vino ese viaje y de cuánto lo necesitaba hasta que terminó, volví a casa y analicé lo que había pasado.

En una plaza de La Habana, conocí a una mujer llamada Juanita. Lleva muchos años allí leyendo las cartas y adivinando el futuro. Soy bastante escéptica sobre ese tema, nunca he creído que alguien adivine tu vida, ni pienso que el futuro esté determinado al cien por cien. Depende en gran medida de las decisiones que tomamos, ¿no creéis?

Pero algo (no me preguntéis qué fue, porque ni siquiera yo lo sé) hizo que me sentara a hablar con Juanita. Y de repente, como un jarro de agua fría, me dijo: «En el amor, para adelante, nunca para atrás», y me puse a llorar. ¿Sabéis cuando alguien os dice las palabras correctas justo en el momento correcto y es lo que necesitabais escuchar? Pues así lo sentí yo.

No sé si era algo que le decía a todo el mundo (¿quién no ha sufrido alguna vez por amor?) o si me vio cara de necesitar escuchar una cosa así, pero para mí eso es magia. Como esa canción que salta en tu lista de reproducción y pone música y palabras a lo que estás sintiendo.

La magia está en todas partes: en una persona anónima, en un libro, en el cariño de alguien que te quiere, en una canción de tu grupo favorito cantada a todo pulmón, en un país nuevo o en el bar de siempre. Solo hay que saber encontrarla.

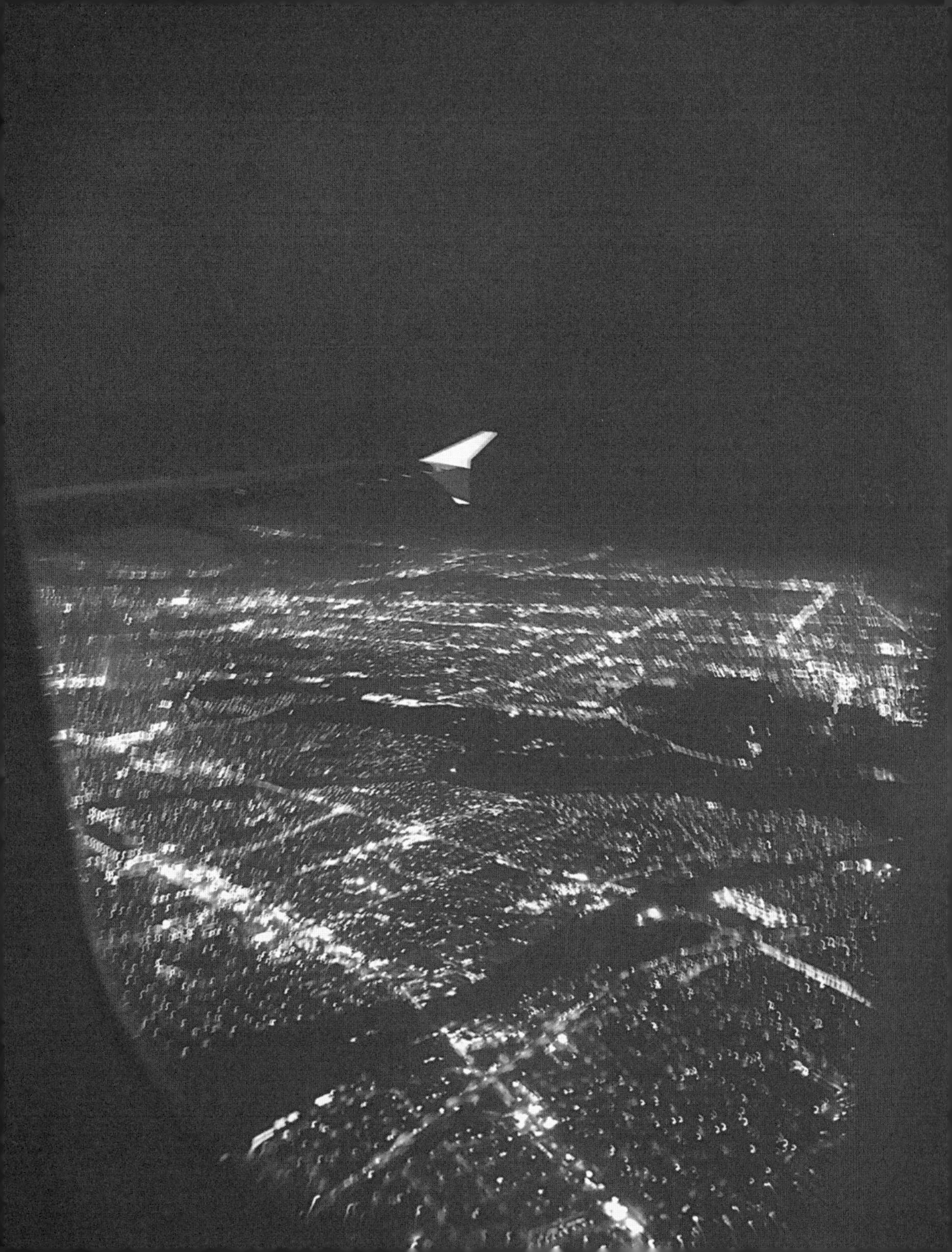

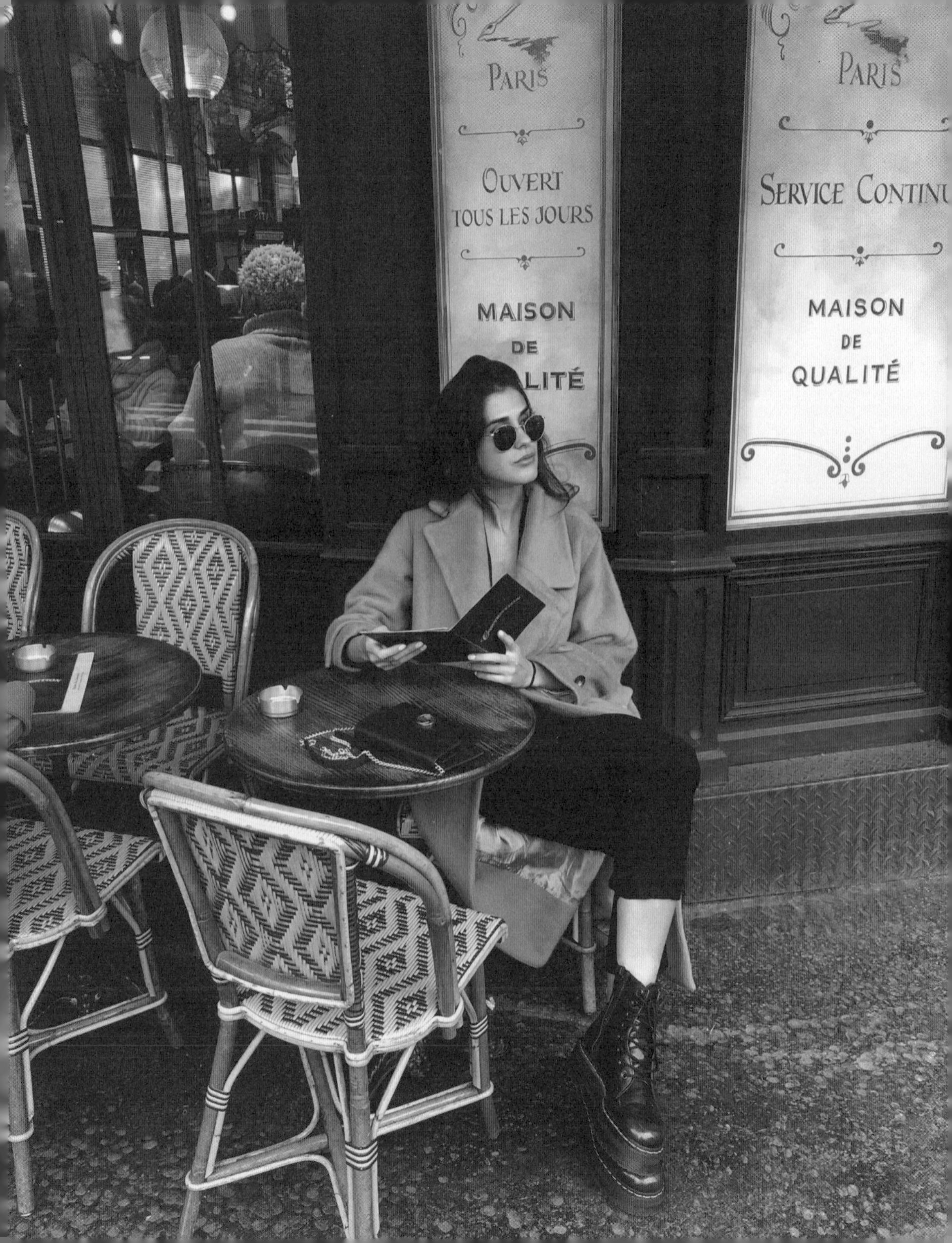
PARIS
OUVERT
TOUS LES JOURS
MAISON
DE
PARIS
MAISON
DE
QUALITÉ

Lo vemos a diario. Todos tenemos un amigo o amiga que intenta justificar un comportamiento de su pareja con un «lo hace porque en el fondo me quiere mucho».

No nos engañemos. No miremos hacia otro lado, no nos tapemos los ojos. No justifiquemos lo que no se puede justificar. Amar no es controlar. Amar no es manipular. Ni humillar. Ni gritar. Ni pegar. Ni tratar mal «porque así te das cuenta de las cosas».

Quien te quiere, te cuida. Te trata bien. Te aconseja. Pero te deja libre. Va contigo de la mano por la vida y no pasando por encima de ti. Alguien que te ama suma cosas a tu vida. Y te proporciona muchas más sonrisas que lágrimas.

Y si no eres capaz de querer a la persona que tienes a tu lado como se merece, aprende primero a quererte a ti mismo, pero no destroces la vida de alguien porque no seas capaz de hacerlo. No quieras tanto, quiere mejor.

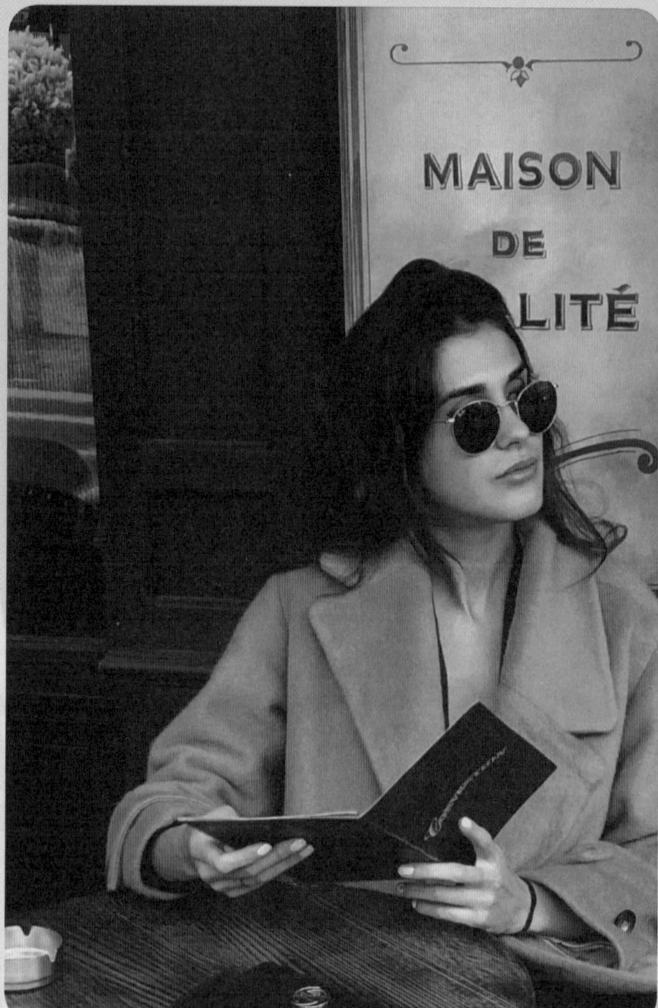
MAISON
DE

Veo el telediario y me entero de que han asesinado a una chica que salió a correr sola. Cambio de canal, y anuncian una nueva app que conecta a mujeres para salir a correr juntas sin miedo. Nueve de cada diez mujeres confiesan sentirse atemorizadas cuando lo hacen solas. ¿Llegará un día en el que no tengamos que dejar de hacer cosas por el mero hecho de ser mujeres? ¿O un día en el que lo podamos hacer pero sin sentir miedo?

Me encanta andar. Siempre que tengo oportunidad, me muevo de esa manera por la ciudad. Pero cae la noche, y me entra miedo. Me armo de valor y me digo a mí misma que no voy a permitir que el miedo me impida hacer algo que me gusta. Pero el caso es que muchas veces termino cogiendo un medio de transporte para volver a casa, porque pienso en la cantidad de mujeres que no llegaron a la suya. Cuando quedo con mis amigas, al despedirnos nos prometemos un mensaje de ESTOY BIEN, YA EN CASA al llegar.

Hay personas que argumentan que te puede pasar cualquier cosa de noche, seas hombre o mujer, pero solo si eres mujer conoces la sensación a la que me refiero. Volver con las llaves entre los dedos para poder defenderte en un momento dado, fingir que hablas por teléfono, cambiarte de acera ante la menor sospecha, acelerar el paso...

YA BASTA. Estamos HARTAS de este miedo. La libertad es un derecho fundamental de cualquier ser humano, y se nos está mermando. Porque con miedo nadie es libre. Y sin libertad no avanzamos. Porque nos están matando.

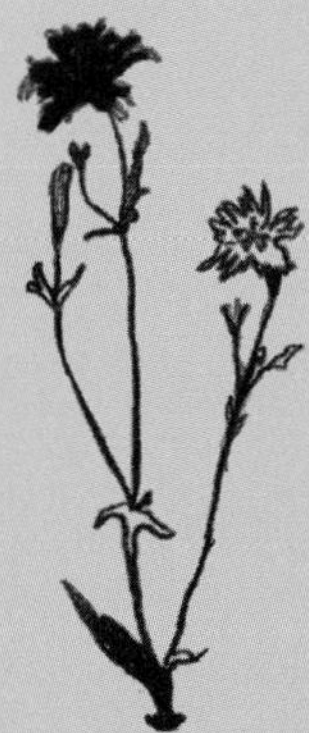

Recuerdo un viaje con mis padres de pequeña. No logro acordarme ni del destino ni del coche ni de si era verano u otoño. Pero recuerdo haber hartado a mi padre pidiéndole que volviese una y otra vez a poner «Burbujas de amor», de Juan Luis Guerra. Si no la escuchamos cuarenta veces, muy cerca estuvimos.

Echo la vista atrás y me doy cuenta de que en ese momento empezaba a ser consciente de lo que la música supondría en mi vida. No sé cantar (la mayoría de las veces destrozo las canciones) ni sé distinguir las notas ni si un cantante afina por completo. Pero sé todos y cada uno de los sentimientos que aparecen en mí cuando escucho música.

No me imagino un día sin escuchar aunque sea una canción; y digo «imaginarme», porque no ha llegado aún el día en el que el ritmo, las letras, los bailes o los gallos en la ducha no me acompañen. Siento la música, la vivo, la respiro. Y la asocio a personas o momentos. Y siempre compruebo al salir de casa que llevo los auriculares, para sentir que estoy en un videoclip de Beyoncé al andar por la calle.

Todo el mundo ha cerrado los ojos escuchando una canción y ha visto a alguien. O ha recordado momentos. Y le han dolido, ha sonreído o se ha desgarrado. Todos hemos llorado tirados en la cama escuchando canciones autodestructivas hasta que hemos pensado: «Si Alex Ubago pudo superar sus rupturas, yo también puedo, ¡qué narices!». También a todos nos han convalidado primero de danza a las seis de la mañana en una discoteca. O cuando nos han preguntado «Hola, ¿qué tal?», hemos contestado «Soy el chico de las poesías».

Gracias por la terapia diaria. Porque ya se sabe, cuando las palabras fallan, la música habla.

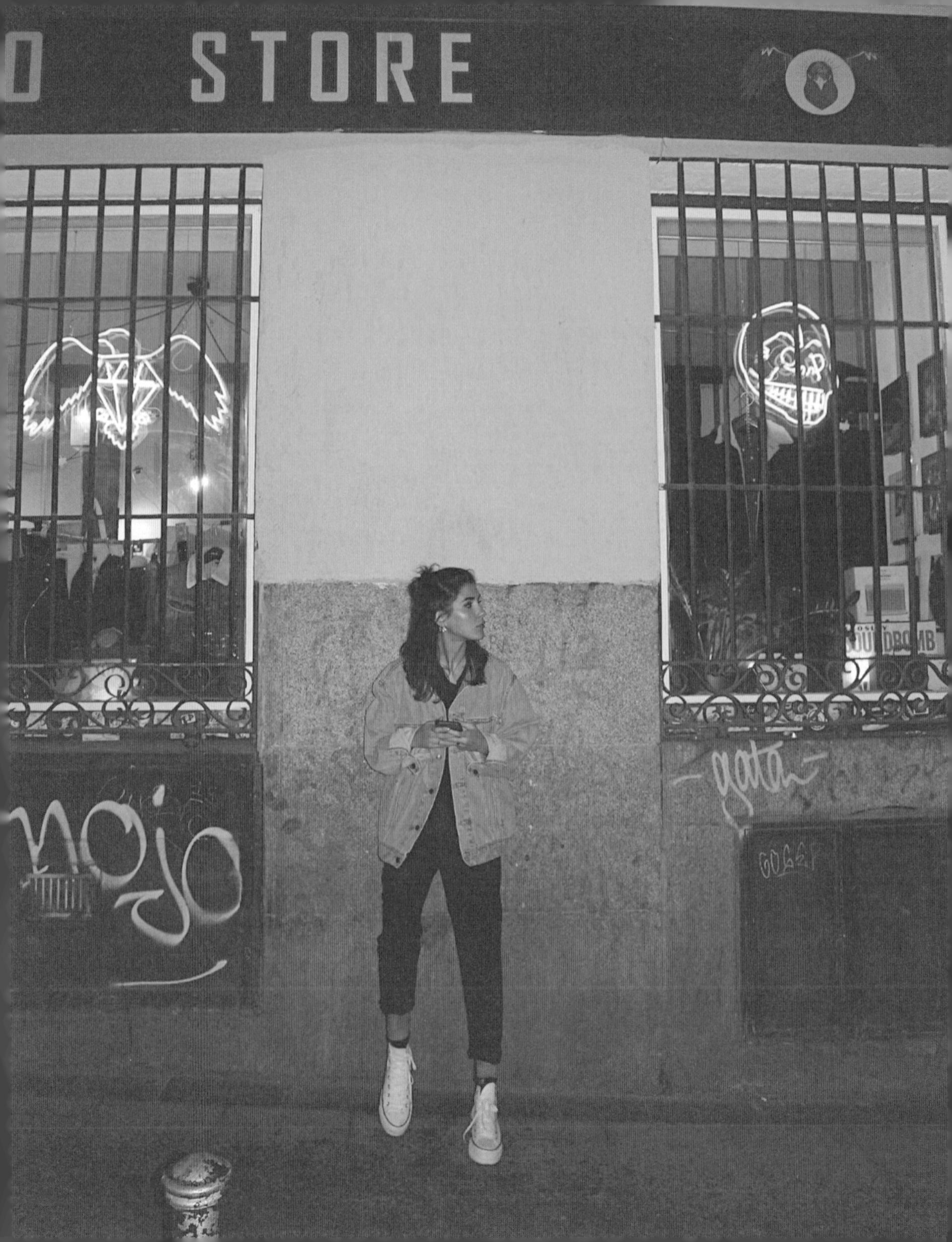
STORE

Creo mucho en el destino y poco en las casualidades. Aunque tú has sido mi casualidad favorita.

Y ha sido en esta misma ciudad, tan nuestra y a la vez tan extraña, donde tiempo después de nuestro final y, como cantaría Ismael Serrano, más viejos y más cansados, nos hemos vuelto a ver.

Podría haber elegido cualquier otro bar esta noche, bien sabes que siempre he sido más de otro tipo de ambientes. Lo sabes por las veces que te reías de mí diciendo que ligaba fatal en los bares. Me gustaba pensar que me lo decías para evitar que lo intentase siquiera, porque me querías toda para ti.

Pero es que yo tampoco soy la misma que cuando lo nuestro acabó, hay muchas cosas que te has perdido por el camino. Te perdiste la primera vez que volví a sonreír después de ti, aunque también las mil que lloré porque ya no estabas. Te perdiste que dejé la ginebra porque me recordaba a cada vez que me decías que, como esta moda de ponerle «cosas» a los gin-tonics siguiese así, acabaríamos teniendo que fumigarlos. Te perdiste cada vez que crucé deprisa aquella plaza donde perdíamos la cuenta de los besos que nos dábamos, y cómo se me sigue encogiendo el corazón al pasar frente a aquel sitio donde comíamos nachos como si nos fuese la vida en ello.

Y yo llevo diez minutos aquí mirándote, recordando todos esos momentos y pensando que ojalá no te los hubieses perdido. Que habría sido capaz de pelear un millón de batallas más a tu lado solo por una noche más en la que nos riésemos hasta las cuatro de la mañana en la cama, sabiendo que el despertador sonaría a las siete.

Y te acercas, me dices que tanto tiempo después sigo estando igual de guapa. Y me dices que te vas, que tus amigos te quieren arrastrar a una discoteca, y sonrío con tristeza recordando la noche que nos conocimos en una de ellas y estuvimos hablando mientras se burlaban de nosotros. Porque nos daba igual.

Y no sé si te volveré a ver, pero a mí me basta con saber que el destino ha puesto un punto y aparte entre nosotros esta noche.

Aunque los lunes siguen siendo tristes sin ti.

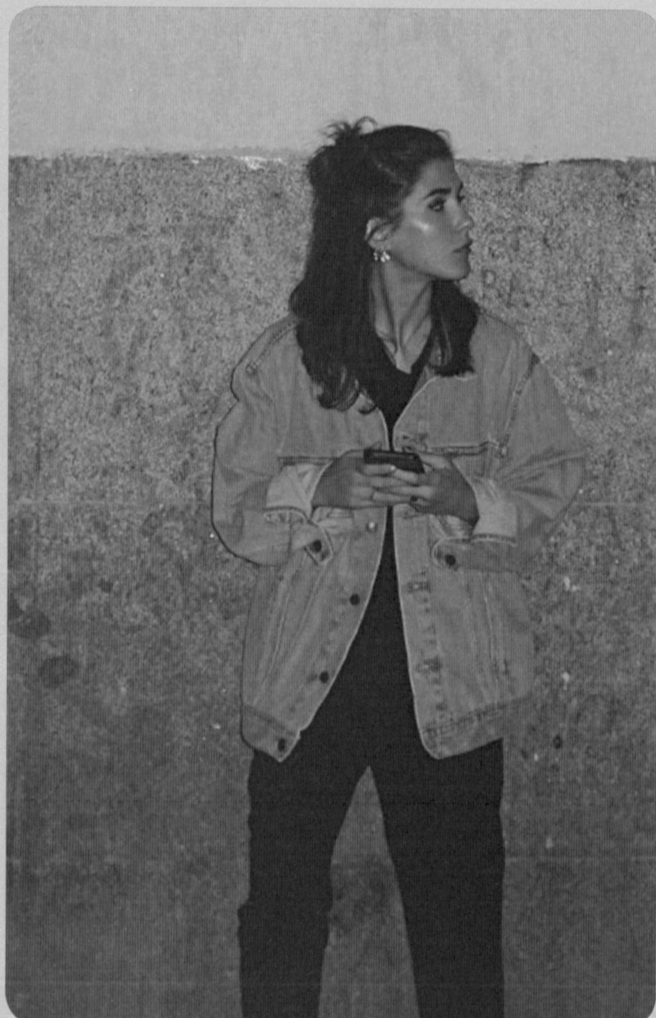

¿Alguna vez has echado la vista atrás y has pensado «cómo pude con todo»?

Cuando estabas estudiando, haciendo el TFG y a la vez trabajando para poder pagártelo.

Aquella semana que salías de currar tardísimo y te ponías agotado a llenar cajas porque te comiste una mudanza tú solito.

Cuando aprobaste unas oposiciones después de tanto esfuerzo, tanta constancia y tantas horas.

Cuando no estabas bien, pero sacabas fuerzas para ponerte una sonrisa en la boca cada mañana.

Cuando un ser querido enfermó, y parecía que el mundo no se paró ni un poquito, aunque tu vida se había detenido en seco.

Pero ahí seguiste, al pie del cañón, dispuesto a todo. Porque somos increíbles. Porque nada se compara a la fortaleza de una mente. Es algo que no sé explicar de dónde sale, pero que está ahí, y solo nos damos cuenta cuando ha pasado el tiempo.

Cuando pienses que no puedes con todo, ven aquí. A este texto. Y recuerda que sí que puedes. ¡Claro que puedes! Tal vez el mundo no deje de girar ni un momento, pero tú decides en qué dirección sopla el viento.

Fuerza. La tienes dentro.

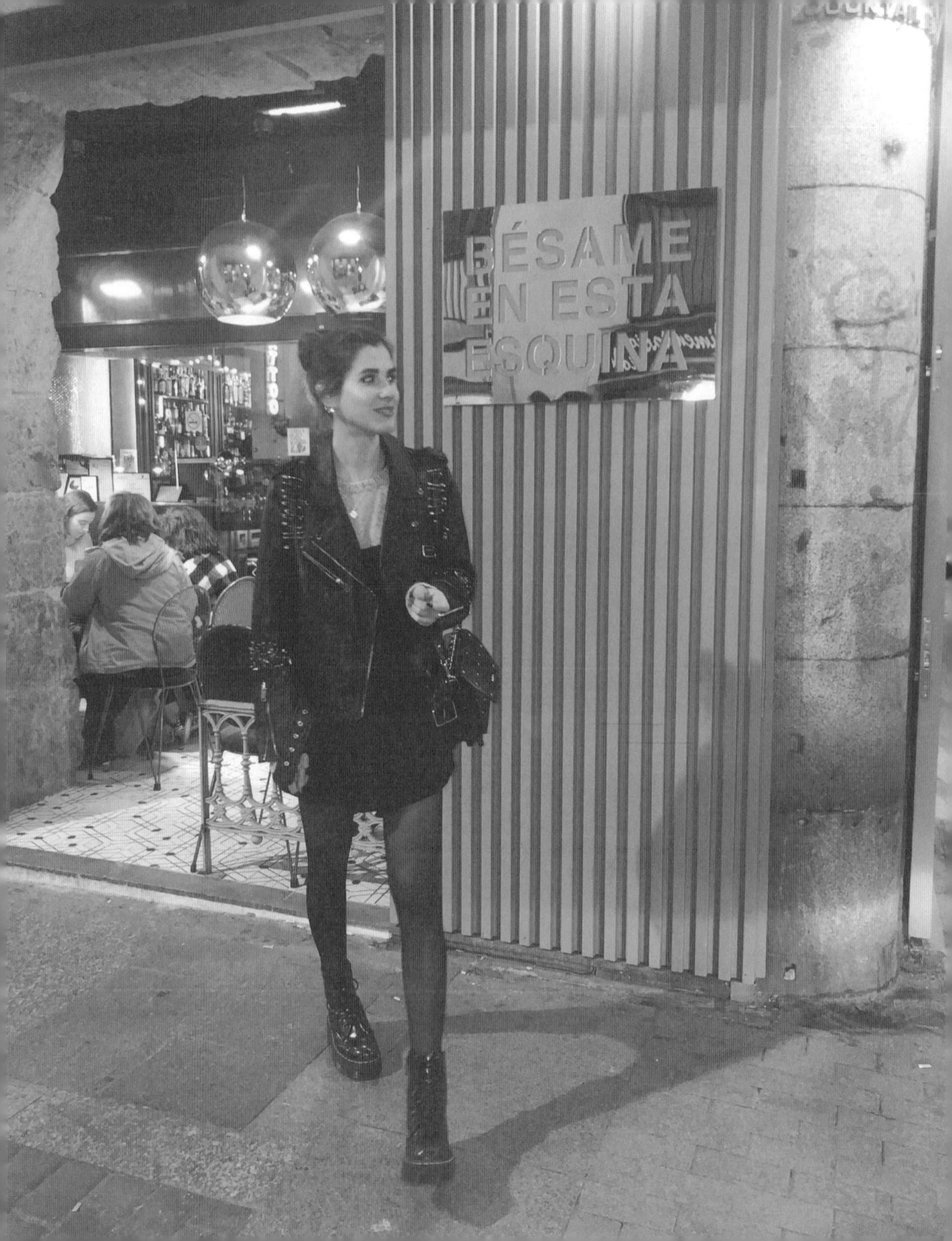
BÉSAME
EN ESTA
ESQUINA

Cuando era pequeña y veía a dos personas dándose un beso, automáticamente daba por hecho que eran novios. Así de pum. Doña Sentencias. Pensamiento deductivo infantil. Pero, además, no contemplaba otro tipo de explicación posible. En mi cabeza, asociaba besarse con ser muy feliz y, por lo tanto, estar juntos.

Me he hecho mayor, y he comprendido que los besos van acompañados de risas, de lloros, de discusiones, de reproches, de alegría. De mil emociones. Pero una parte de mí sigue reconociendo a esa niña pequeña cada vez que presencia un beso. Aún sigo pensando que todo empieza en un beso. Y mi parte más inocente sigue creyendo que si dos personas se besan es porque son felices juntas. Sí, lo sé, nada más lejos de la realidad, pero dejadme soñar.

A mí me cuesta mucho darlos, nunca los regalo, y guardo en mi memoria los más especiales.

Otros me gustaría recordarlos, aunque no puedo. El primer beso que me dieron mis padres o el primero que di yo.

Después llegaste tú y, de todos, sigo pensando que los nuestros son los más bonitos. Y si algo tengo claro, es que te daré todos los que me quedan en este bolsillo infinito, de una forma que ninguna niña en el mundo dudará de que, si te los doy, es porque te quiero de verdad.

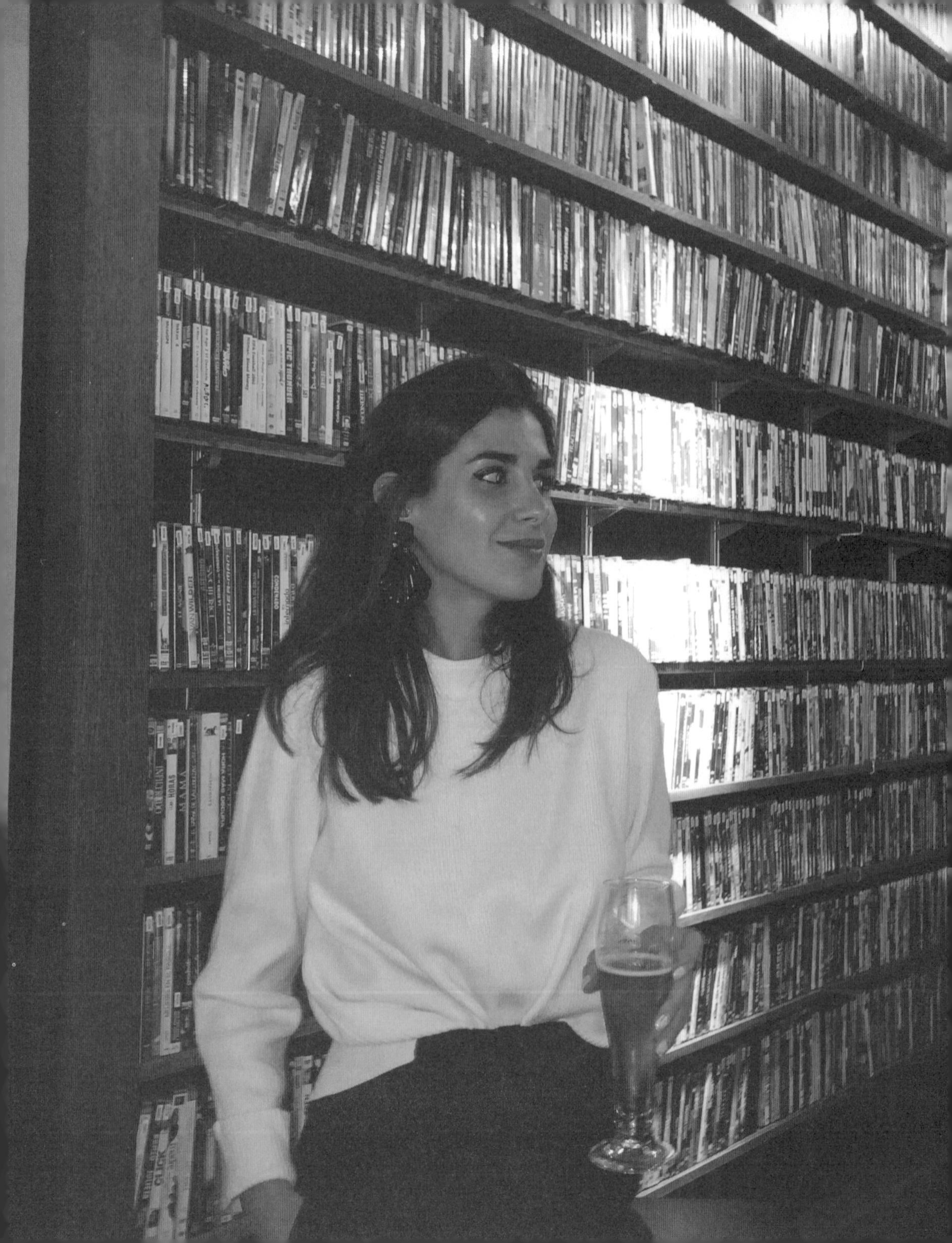
TROPIC THUNDER
HORAS
MAMÁ

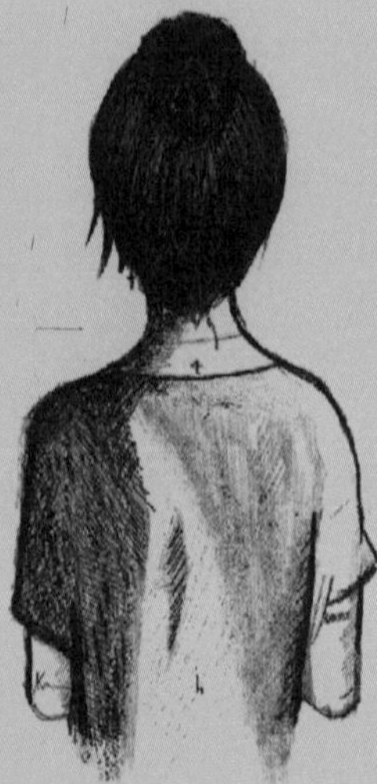

El otro día (período que, como sabéis, abarca desde ayer hasta hace cinco años) participé en una entrevista en la que tratamos un tema interesante: lo críticas que somos las mujeres con nuestras semejantes.

Hace cuatro años empecé a trabajar con las redes sociales, en mi caso delante de una cámara, posando con los looks que llevo a diario. Obviamente, al exponer mi imagen, sé que me expongo a recibir opiniones. Algunas serán muy buenas, otras regulares y otras tantas malas. En general, no me importa lo que otros piensen... Pero hay un fenómeno que he podido apreciar en todo este tiempo, y es que, siempre que he recibido una crítica metiéndose con mi físico, ha sido por parte de otra mujer.

Eres fea, estás muy delgada, seguro que te has operado de todo, tienes los pies muy grandes para tu cuerpo (absurdo, lo sé), vaya dientes más feos, vaya labios tan feos, menudo pelo llevas.

Me han llegado a criticar por no llevar bien pintadas las uñas. Como si eso fuese un pecado.

¿Por qué nos hacemos eso las unas a las otras? ¿Por qué perdemos el tiempo opinando si alguien tiene muy larga la uña del meñique del pie derecho en comparación con el largo de tu cabello? ¿Por qué no empleamos ese tiempo en apoyarnos unas a otras y en decirnos comentarios positivos?

¡Ojo! Yo también lo he hecho en el pasado. Antes tenía siempre un «vaya pintas» o una crítica sobre el físico de otra mujer en la punta de la lengua. Pero es algo que he cambiado.

Se emplea el mismo tiempo en decir algo agradable a una persona que en soltar un comentario desagradable. Pero, desde luego, jamás te sentirás mejor después de meterte con el físico de alguien. Deberíamos reconocer y valorar la belleza tanto de fuera para dentro como de dentro para fuera.

Nadie es perfecto. Pero yo siempre preferiré que me digan que soy bonita por dentro, aunque mis pies sean muy grandes para mi cuerpo.

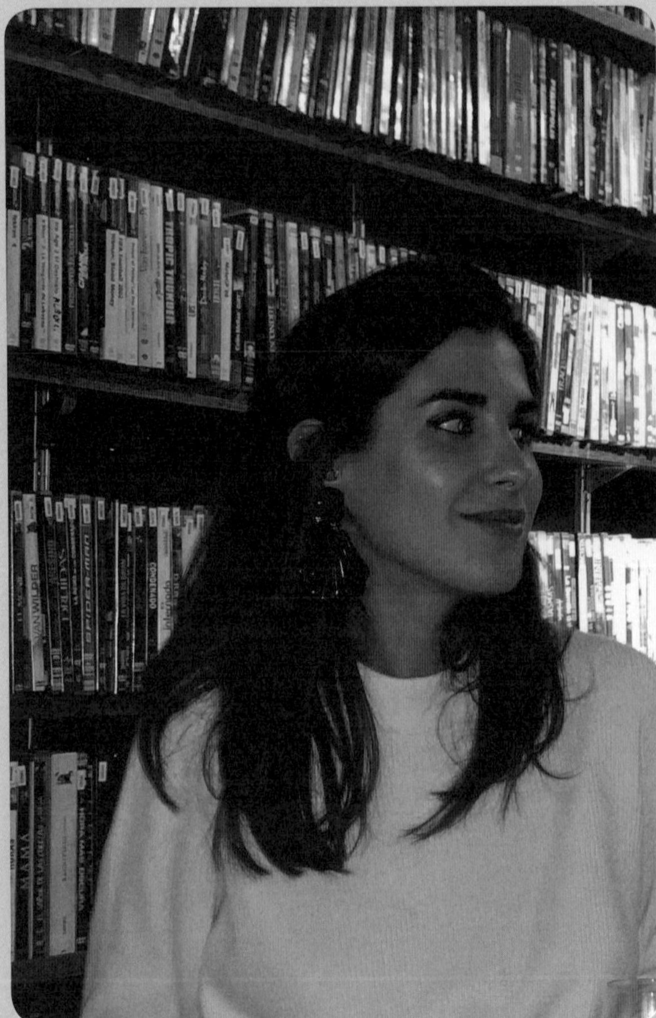
TROPIC THUNDER
VAN WILDER

Le he cogido un poco de miedo a ser feliz.

Sí, lo suelto así de golpe, pero es verdad. Cuando todo me va bien, pienso que necesariamente algo malo va a pasar. Por otro lado, pienso que en general todos tenemos un poco de fobia a la tristeza y miedo a «estar mal». Y, en este punto, mi cerebro explota.

Igual no debería pensar tanto, pero si no lo hiciese tampoco estaría escribiendo esto. Lo que está claro es que, sin los momentos malos, no sabríamos apreciar los buenos.

¿Existe la felicidad plena? Opino que no. Al menos en el sentido literal de la palabra. Creo que puedes construir una vida en la que seas feliz en muchos aspectos, pero que debes estar preparado para no serlo. Como dice una frase que me encanta: «No soy feliz todo el día, pero sí todos los días».

Ojalá todos los días siga encontrando un motivo, por pequeñito que sea, para ser feliz. Aunque sea un ratito.

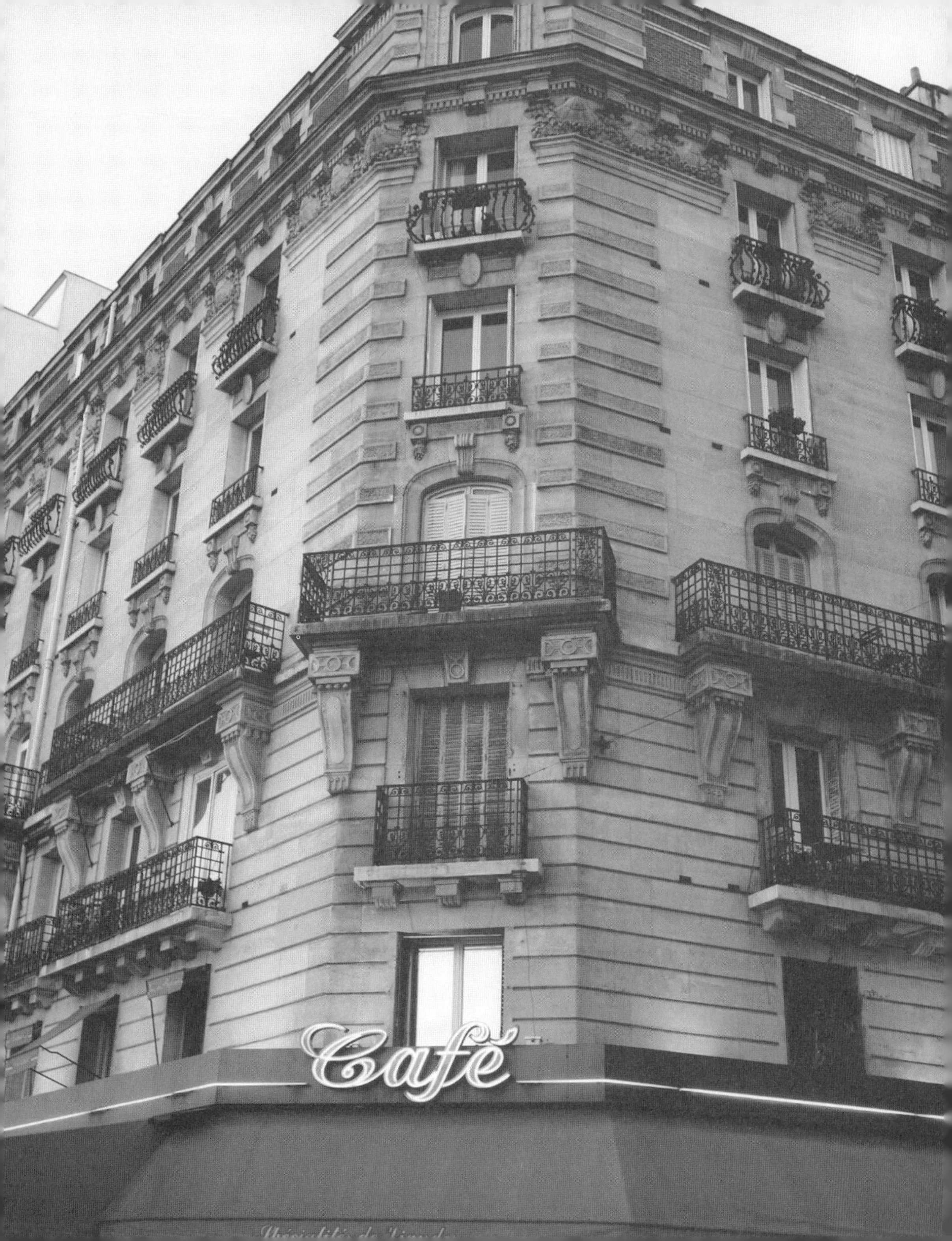
Café

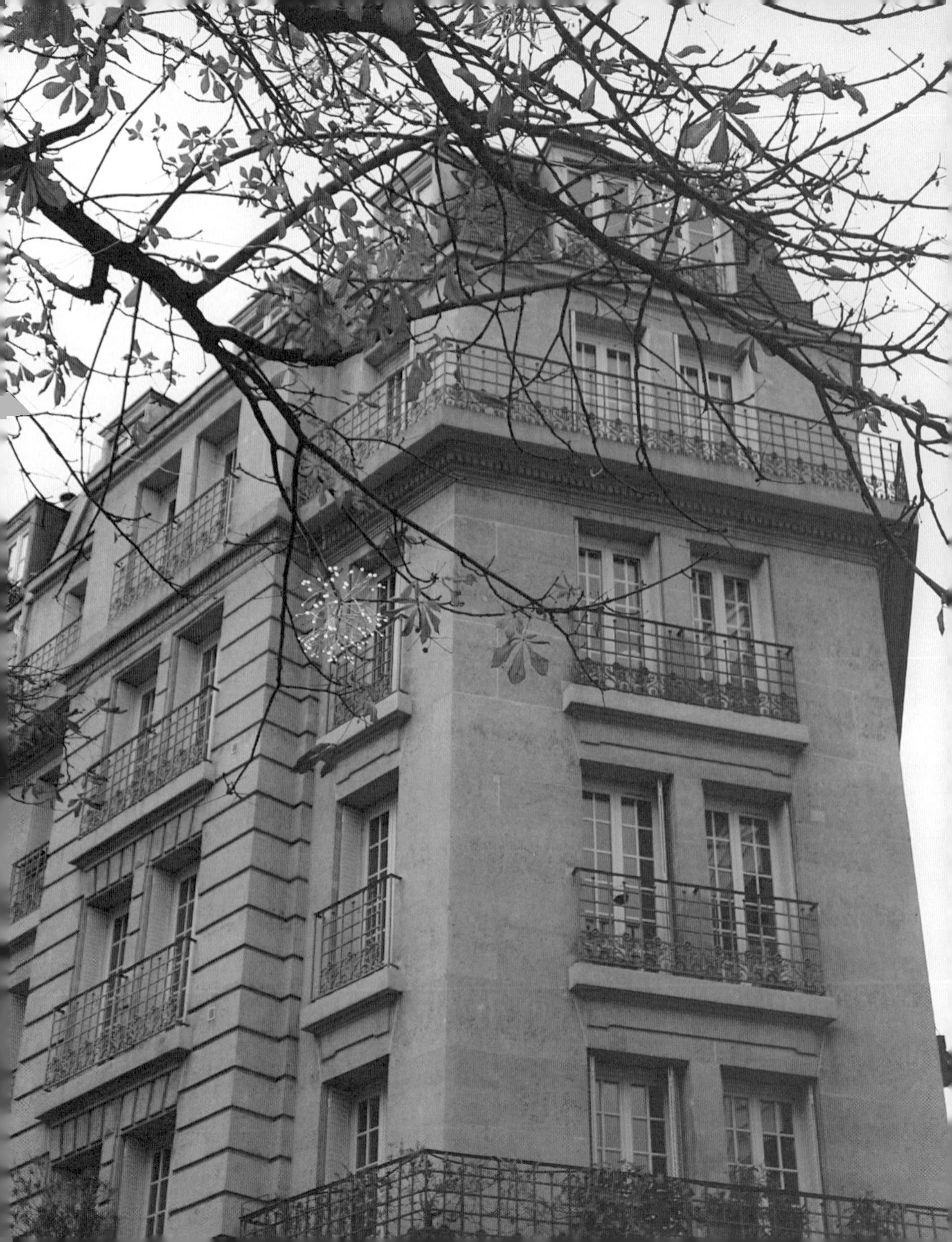

Me puedo hacer una idea de cómo eran los celos en la época de mis padres. Incluso de mis abuelos. La forma de relacionarse evoluciona con el tiempo, y sé cómo son los celos hoy en día. La aparición de las redes sociales ha traído consigo lo que he decidido llamar «celos 2.0».

Nuestras relaciones sociales han cambiado en gran medida. Las redes hoy en día nos acercan a muchísimas personas que en otra época seguramente no hubiésemos tenido oportunidad de conocer. Nos relacionan en función de nuestros gustos y aficiones, o te permiten enamorarte de un surfero australiano a través de Facebook.

Pero eso mismo también ha traído consigo cosas no tan positivas. Los celos 2.0 se traducen en control de las redes de tu pareja, en «Me enfado porque le has dado un "me gusta" a tal chica» o en «¿Quién es ese chico y por qué hablas con él si no lo conoces de nada?». Estos celos quieren la contraseña de tu teléfono porque «Si no tienes nada que ocultar, déjame que lo vea».

Me asusta. Mucho.

Creo que hay algo que funciona exactamente igual que antes de que apareciesen las redes: quien te quiera engañar lo va a hacer, sea a través del medio que sea.

Ni los celos 2.0 ni los de toda la vida llevan a ningún lado y utilizar las redes sociales para controlar a nuestra pareja solo nos hará daño.

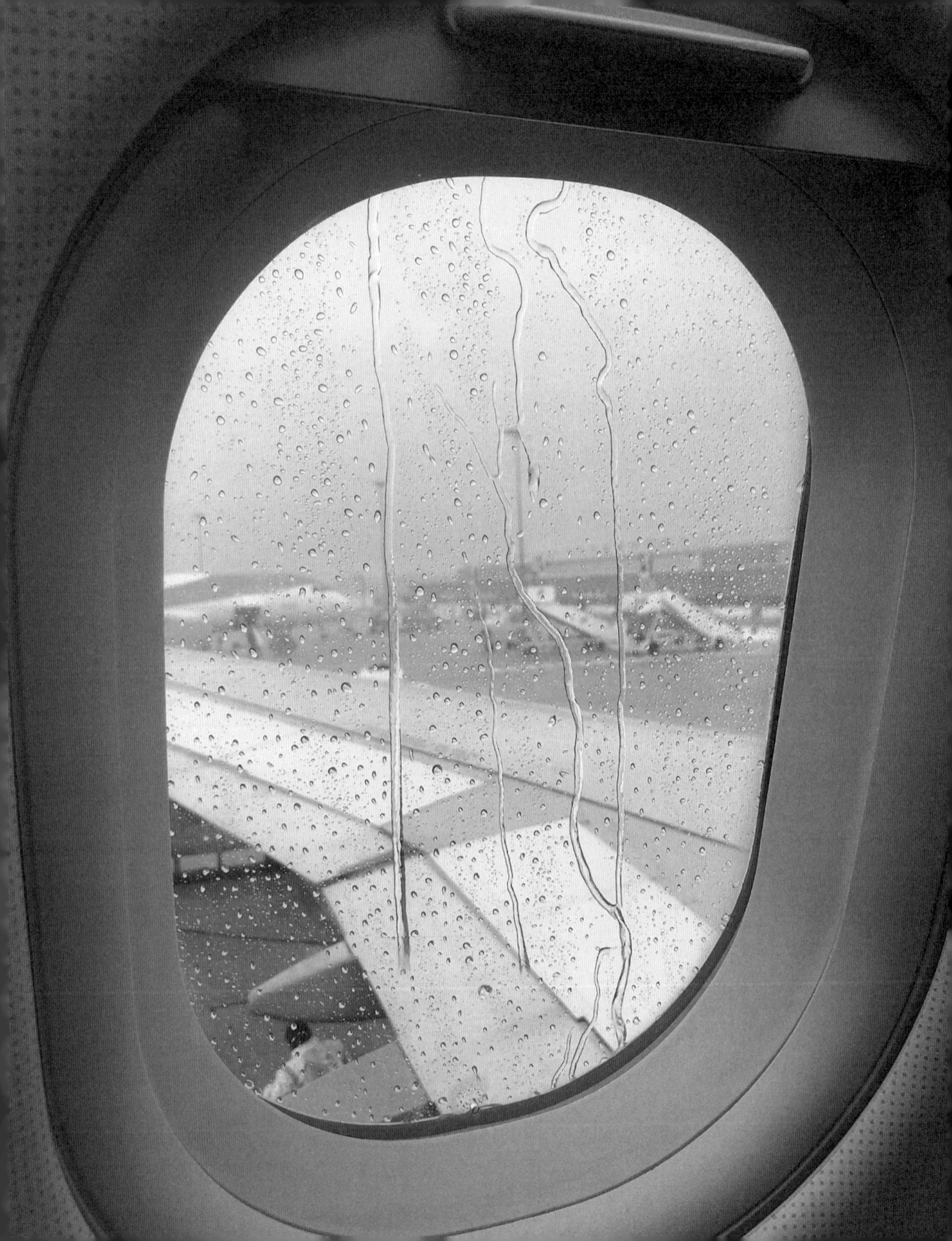

Tengo miedo a volar. Cada vez que tengo que coger un avión, un par de días antes ya estoy inquieta. Y luego, cuando estoy volando, lo paso francamente mal.

Nunca me había ocurrido hasta hace unos años. Antes era capaz de coger un vuelo de ocho horas a Canadá sin preocuparme mínimamente, pero un día tuve un mal vuelo, tan malo que llegué a pensar que nunca más escribiría ningún otro pensamiento, porque ya no estaría en este mundo. Fue en esa ocasión, estando allá arriba, cuando me di cuenta de que cuando vuelas pierdes el control sobre lo que ocurre. Dependes de los pilotos, de las condiciones meteorológicas y de otras muchas circunstancias, algunas difíciles de explicar.

Por ejemplo, me cuerdo del comentario de la señora que tenía al lado en aquel horrible vuelo, que me dijo mientras sobrevolábamos el Triángulo de las Bermudas: «Aquí es donde desaparecen muchos aviones sin ninguna explicación». Gracias, maja, era lo que sin duda necesitaba escuchar en ese momento.

Suelo pasar el vuelo intentando evitar pensamientos catastróficos, como que de repente otro avión se cruce en nuestro camino y acabemos de verdad en las Bermudas, y no precisamente de vacaciones.

El caso es que cada vez que me subo a un avión hago el mismo ejercicio: si este vuelo llamado vida acabase ahora mismo... ¿Me han quedado cosas por cambiar? ¿Me arrepiento de algo? ¿He aprovechado todo al máximo? ¿He dicho te quiero todo lo que me gustaría? Y preguntas de ese estilo, porque intensita, la verdad, es que lo soy un rato.

Si nunca lo habéis hecho, os lo recomiendo. Puede que os sorprendan vuestras respuestas. Os dejo, última llamada para la pasajera Mery Turiel.

Seguimos volando.

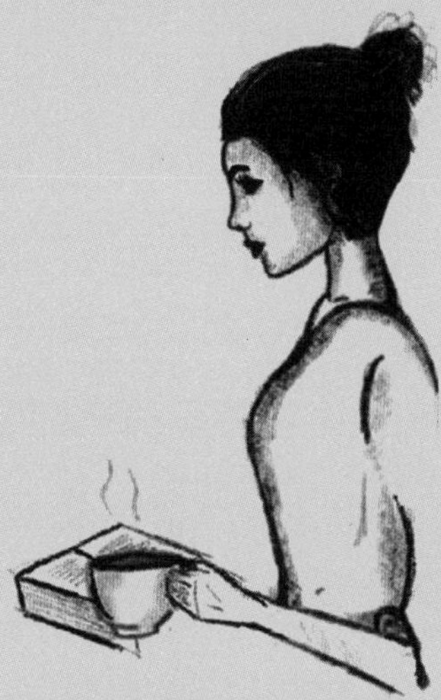

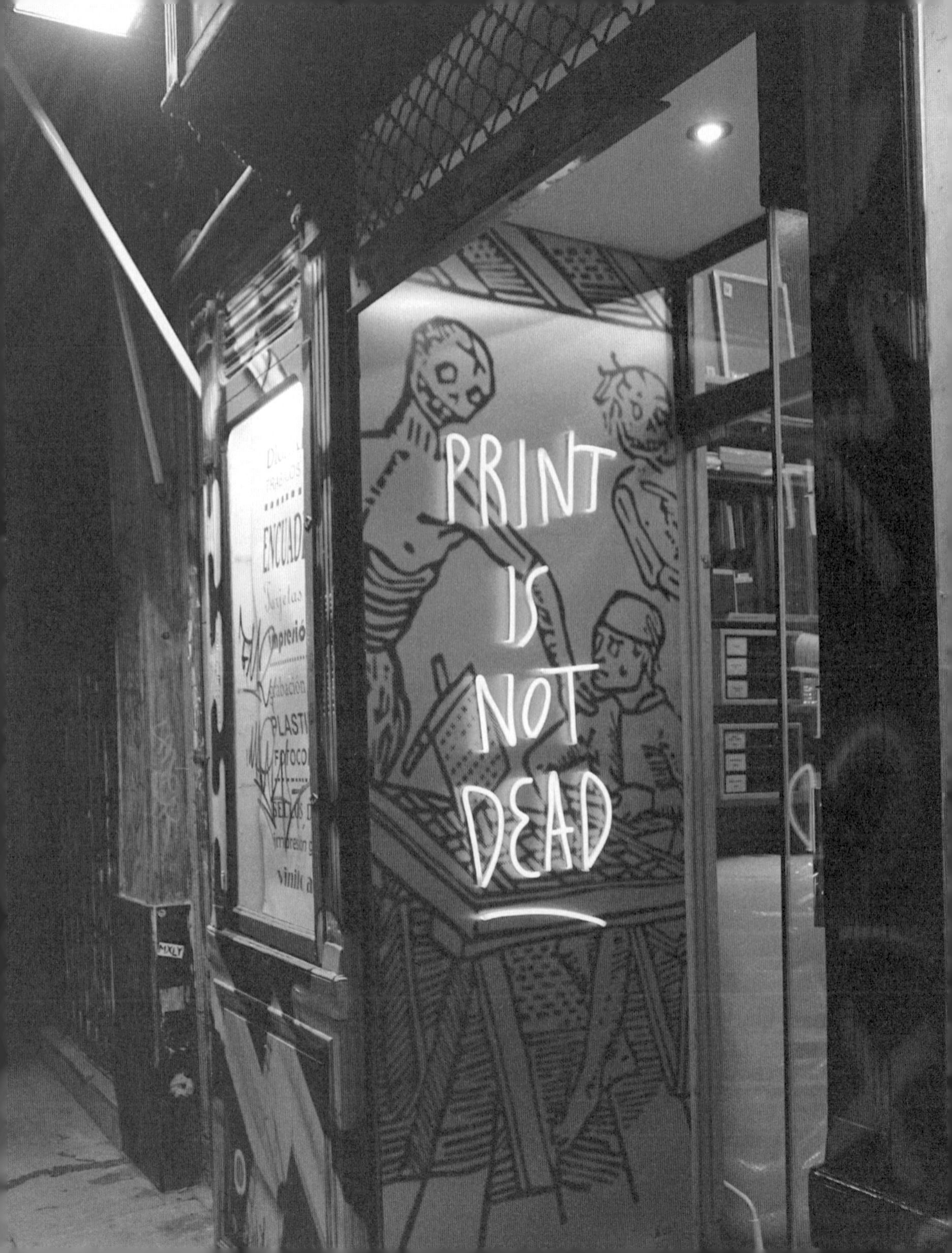
PRINT
IS
NOT
DEAD

Algunos textos que os habéis cruzado en este libro han inspirado las fotos que los acompañan. En otras ocasiones, ha sido la foto la que me ha inspirado para escribir. Esta es una de ellas.

Me crucé con esta pequeña imprenta una noche de noviembre mientras paseaba por Malasaña. «La impresión no está muerta», reza la frase. La era digital ha traído consigo un millón de cosas buenas, pero inevitablemente ha reemplazado otras que también lo eran. Esto va en relación con mi eterno dilema en cuanto a la lectura: libros en papel o libro digital.

Hasta hace un par de años, me mantenía firme en mi opinión: libros siempre en papel. No entendía otra forma de leer que pudiendo oler, tocar y disfrutar del libro entre mis manos. Pero tengo que reconocer que he encontrado ciertas ventajas en los libros digitales. Puedo viajar con cuatro o cinco libros pendientes de leer sin ocupar media maleta. Almacenar cientos sin llegar al punto de tener que decidir entre ellos o yo en mi piso. O poder comprar un libro que de repente te apetezca mucho y tenerlo al momento en tu dispositivo.

Cambiamos, nos adaptamos a los tiempos. Ahora guardamos miles de fotos en un teléfono del tamaño de un bolsillo. Atrás van quedando las tardes en las que mi abuela me enseñaba álbumes enteros con fotos de sus viajes, de mi familia o del día que mi tía se vistió de fallera (sí, hay un álbum entero solo de ese momento).

Espero que nunca se pierdan del todo estas costumbres. ¿Existe el equilibrio? Yo creo que sí. Habrá esperanza mientras una pequeña imprenta de barrio resista a la (ojalá que no) crónica de una muerte anunciada o mientras gente como tú tenga un libro como este entre sus manos.

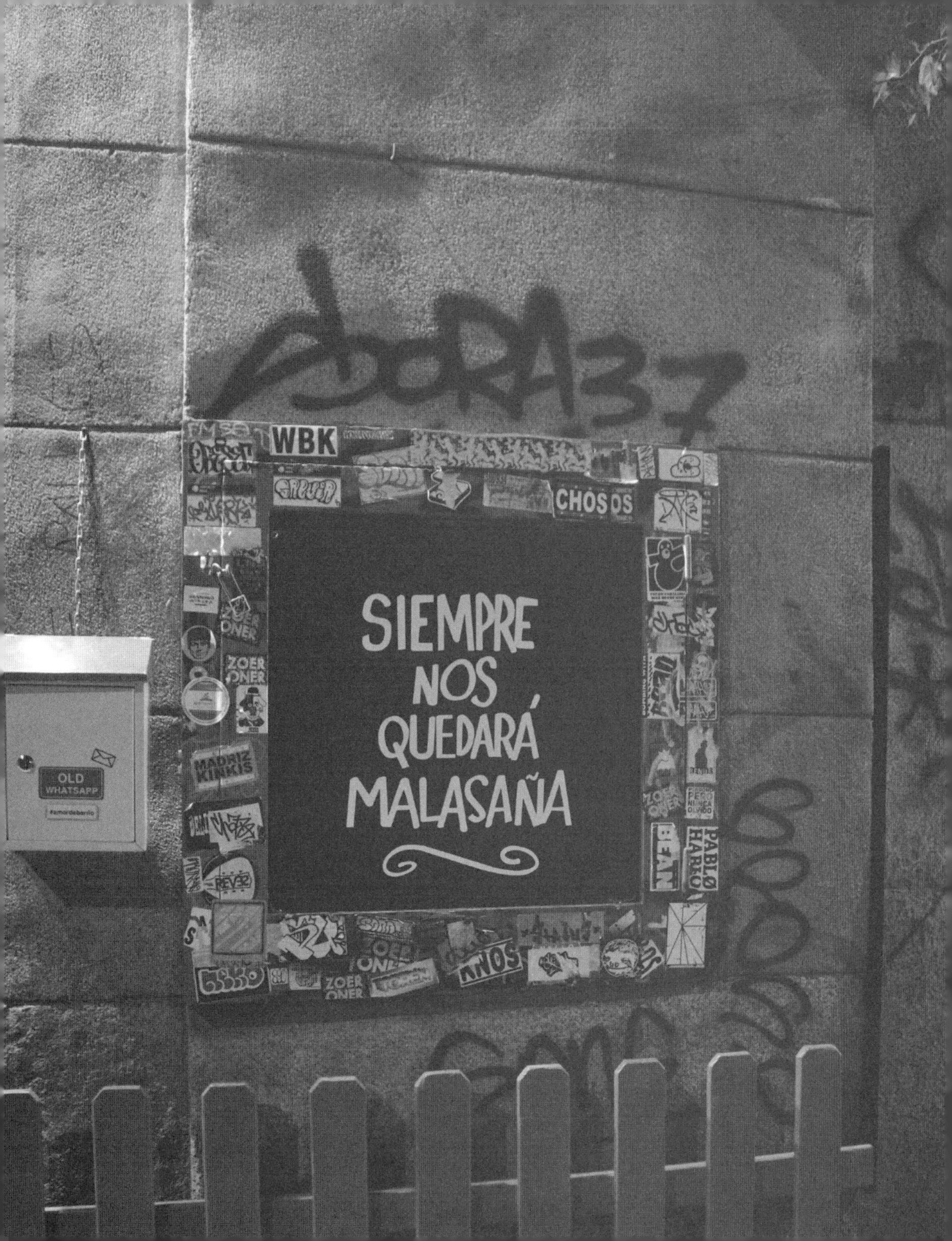

SIEMPRE
NOS
QUEDARÁ
MALASAÑA
WBK
CHOS OS
ZOER ONER
ZOER ONER
MADRIZ KINKIS
OLD WHATSAPP
#amordebarrio
BEAT
PABLO HARO
ZOER ONER
KNOS

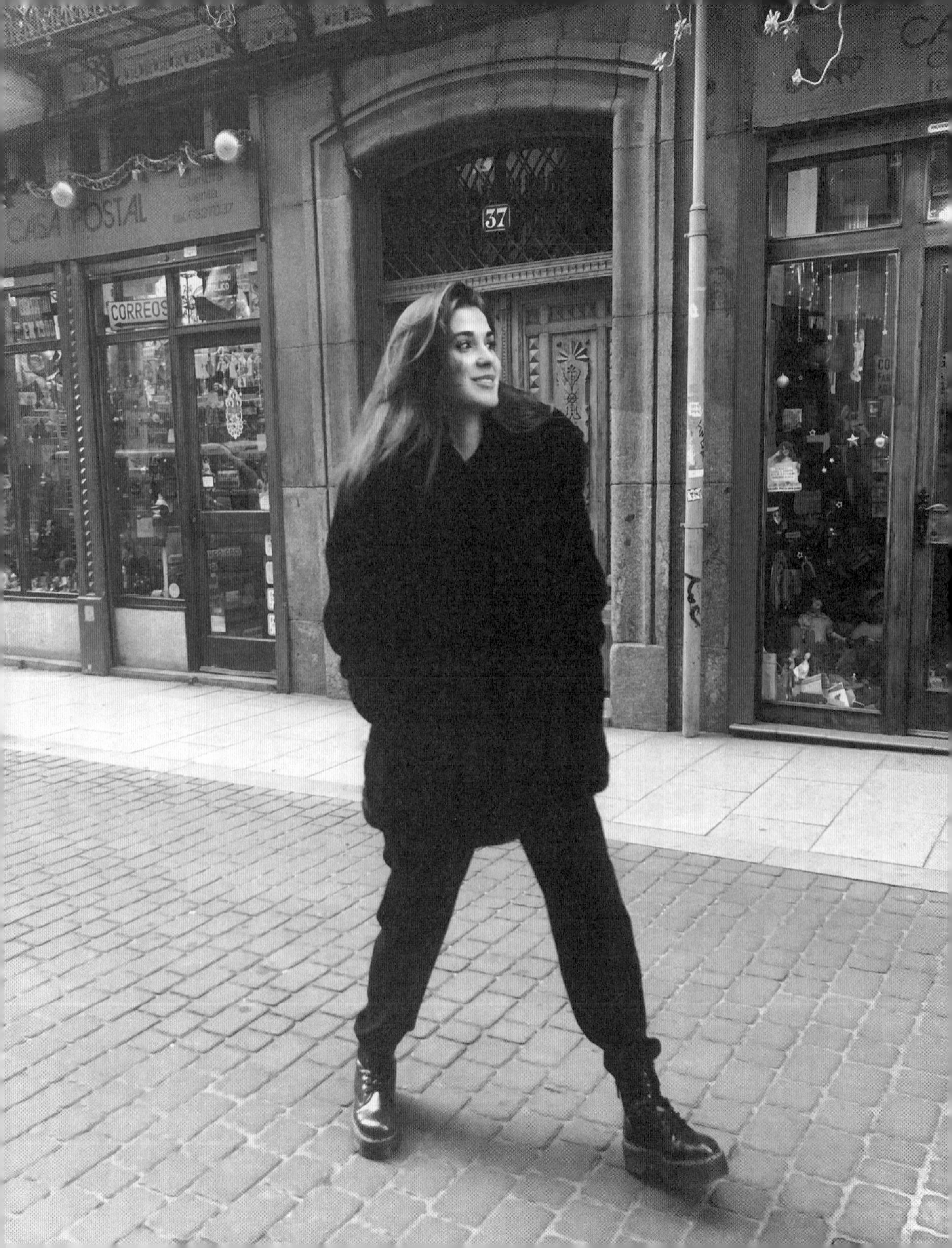
37
CORREOS

Igual que dicen que la actitud de un enfermo puede ser determinante en su recuperación, también creo que la forma en la que afrontes un problema, o una situación difícil influye mucho en su resolución.

Soy una persona positiva. Eso no quita que tenga etapas de negatividad y poca energía..., porque incluso la persona más positiva del mundo tiene días malos. Tú eliges si ante una situación mala aprendes la lección y la conviertes en una fortaleza, o si te quedas con lo malo.

Yo, que opto casi siempre por la primera opción, pienso que me ha salvado en muchas ocasiones. Incluso tomármelo con humor. El problema no va a dejar de existir si «ahora me enfado y no respiro».

Lo bueno de los días malos es que solo tienen veinticuatro horas. Lo bueno de los problemas es que no duran para siempre. Y lo bueno de una actitud positiva es que te hace poder con todo.

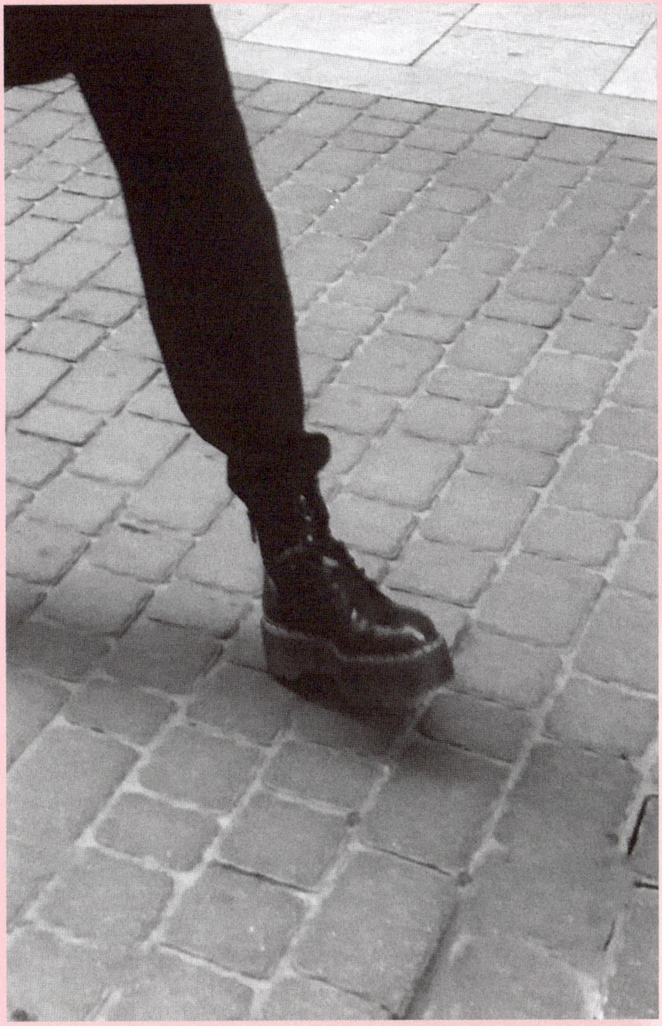

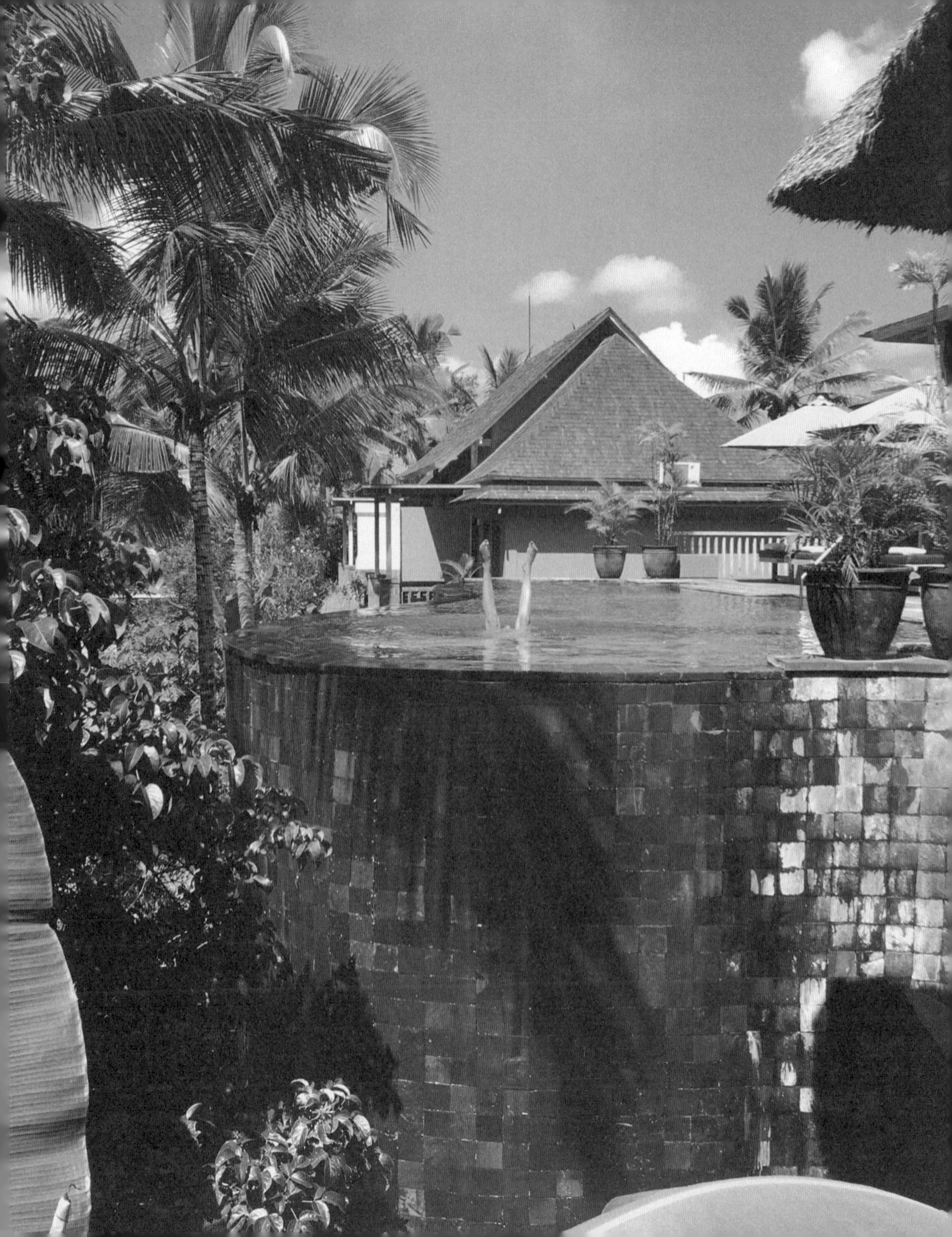

LA TEORÍA DE LOS TRES PILARES

Esta teoría la compartió conmigo una persona muy especial para mí, una de esas tardes en las que de las cañas te pasas a las copas y se te empieza a liar el asunto. Y, como consecuencia, comienzas a filosofar como si te fuese la vida en ello.

De repente me la soltó como quien no quiere la cosa. Y se ha quedado conmigo para siempre. Más que una teoría, se podría decir que se trata de una filosofía de vida que he adoptado como mía y que me ha ayudado en muchos momentos. Y como dicen que compartir es vivir, voy a explicarla para que si alguien, en un momento malo, se acuerda de ella, pueda utilizarla. Y seré la persona más feliz del mundo si le ayuda.

En realidad es sencilla, pero a veces las mejores cosas lo son. Se trata de tener tres pilares fundamentales en tu vida sobre los que apoyarte. Por ejemplo, tu trabajo o carrera, tu entorno y una afición con la que disfrutes mucho. Y la clave está en ir combinándolos manteniendo el justo equilibrio entre los tres.

Creo que es un error centrar tu vida en un único pilar que la sostenga, porque si ese pilar se derrumba, tú te derrumbarás con él. Si solo vives para tu pareja y un día él o ella decide marcharse, tu vida se derrumbará. Si lo único para lo que vives es para tu trabajo, y de un día para otro lo pierdes, tu vida se derrumbará. Mientras que si vas dando saltitos de un pilar a otro, cuando pierdas a alguien querido o sientas ganas de mandar a la mierda a tu jefe, tendrás otras cosas en las cuales refugiarte.

Y si fallan los tres pilares, que también puede pasar si te echa alguien un mal de ojo, busca otros de inmediato. El cambio es la única constante en esta vida. Y así voy yo desde ese día, dando saltitos de un sitio a otro, buscando ser lo más feliz posible e intentando construir una vida de la cual no necesite un descanso.

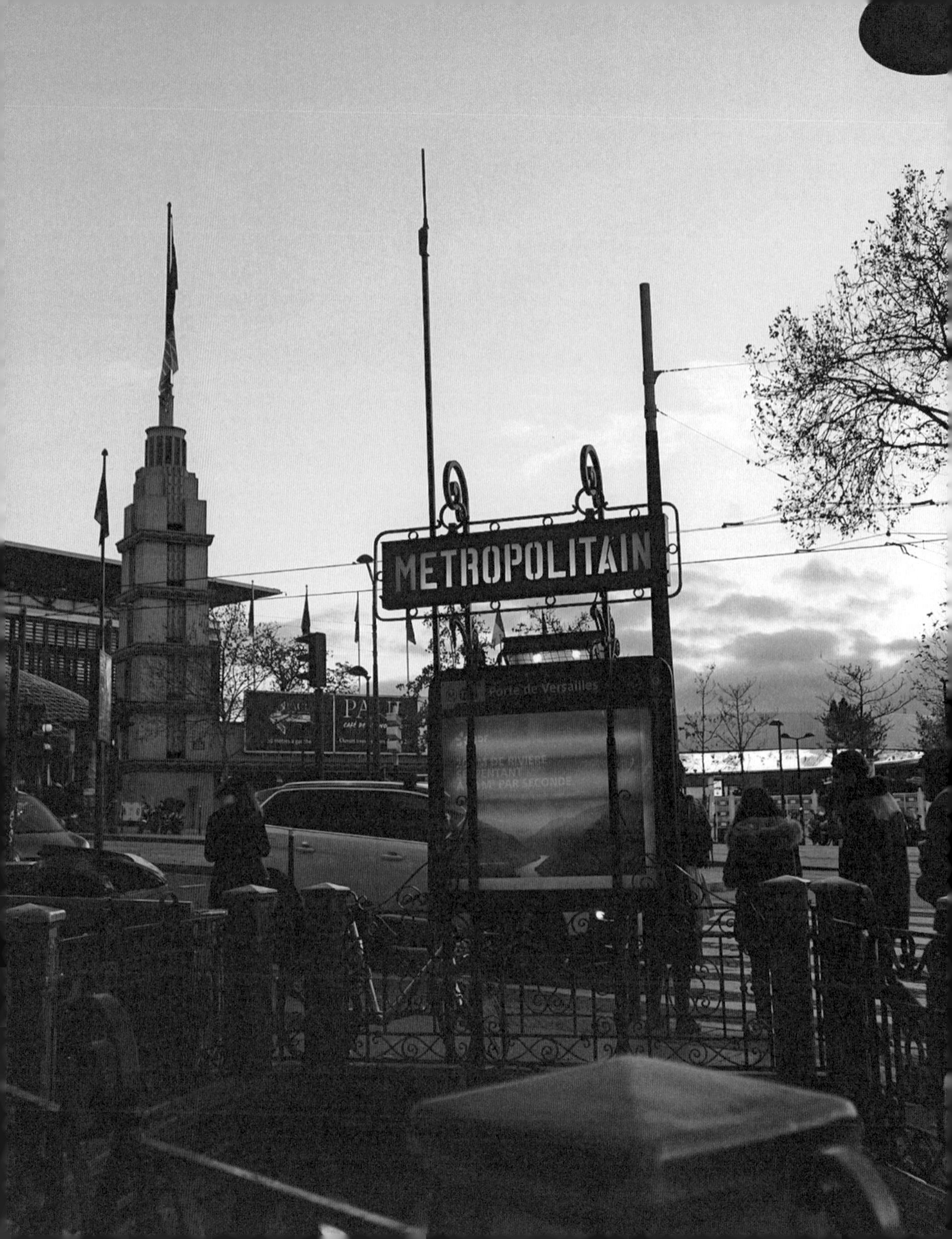
METROPOLITAIN
Porte de Versailles

La primera vez que pisé Central Park me fijé en que había un placa con una inscripción en la mayoría de los casi nueve mil bancos que hay en el parque. Investigué, y me enteré de que fue un proyecto que se creó con el objetivo de conseguir fondos para su mantenimiento. Lo que no sabían en ese momento era que se convertiría en una forma de expresión de los ciudadanos de Nueva York.

He leído muchísimas placas cada vez que he ido. Hay placas con peticiones de matrimonio, con mensajes de amor eterno (no sé cuántos de esos amores realmente lo fueron), otras recuerdan a los seres queridos que ya no están, algunas son de personas que rinden homenaje a sus perros... Pero a mí una se me quedó grabada en la memoria.

Decía así: «A mi querida mujer, contigo todos los días eran primavera». Me pregunté qué habría querido decir ese hombre al recordar a su mujer así, y no con un «Siempre te querré». Y lo entendí.

Hay personas que aparecen en tu vida como lo hace la primavera. Cuando más lo necesitas. Y ya nada vuelve a ser igual. Te contagian, te inspiran, te alborotan el alma. Son la frescura, las flores, la vida. Al leer la placa me imaginé el primer día después de meses de frío en el que te sientas a tomar una cerveza en una terraza.

Ha salido el sol, hace un buen día, y de repente te quitas la chaqueta porque tienes calorcito. Y piensas: «¡Qué a gusto estoy! ¡Qué lujazo! ¡Qué suerte!» ¿Verdad? Pues hay personas que son esa vida. Si tienes suerte, se cruzarán contigo un día, y harán que desde ese momento vivas para siempre en primavera.

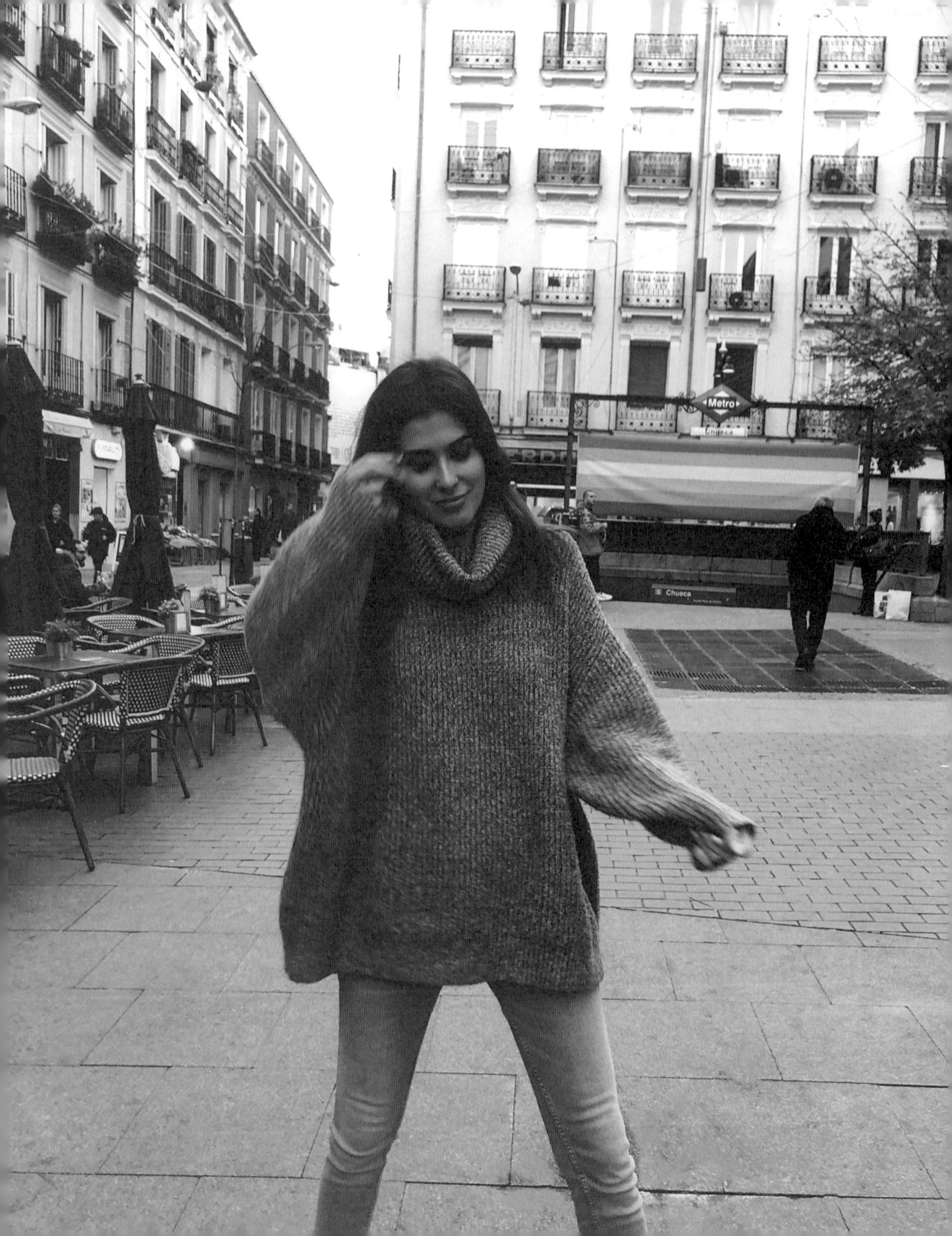
Metro
Chueca
Chueca

El otro día una persona me preguntó qué significaba para mí la moda. Supongo que es algo sobre lo que he reflexionado muchas veces, pero no sé por qué en ese momento me dio por pensar sobre ello con más detenimiento.

Que la moda es una de mis pasiones, sobra decirlo. Hay mucha gente que lo considera algo frívolo. Sin embargo, para mí representa todo lo contrario. Es una forma de expresarme que va más allá del vestirme cada mañana porque tengo que salir con ropa a la calle.

Yo me visto según mi estado de ánimo o según lo que me apasiona en ese momento. Todas hemos vivido una ruptura en un pijama de felpa de corazoncitos rosas y un alto grado de antimorbo. Todas hemos tenido EL VESTIDO para una cita o nos hemos pensado durante semanas un modelito para dejar con la boca abierta a tu ex en la boda de unos amigos. Y todas, esto seguro, nos hemos puesto cosas de las que ahora renegaríamos.

Mi estilo es muy ecléctico. De hecho, me apasiona la ropa de chico y viviría en sudaderas y Vans.

Aunque también soy la primera en ponerme un vestido de diva o de princesa, como yo digo. Para mí, eso es lo apasionante de la moda. Jugar con los colores, con los diferentes estilos, con las formas. Y Dios bendiga los zapatos, aunque esté al borde de la adicción (esto es culpa en parte de *Sexo en Nueva York*) y haya llegado un punto en el que son los zapatos o yo en mi piso.

Pero sin duda, si me tuviese que quedar con algo de la moda, sería con el poder asociar prendas con recuerdos y lugares. Me gusta mirar mi vestidor y recordar esa falda que me compré en la India, mi camiseta favorita de Nueva York, el vestido que me puse en mi primera cita con él o los zapatos con los que he pasado tantas noches recorriendo bares con mis amigas.

Como dice mi frase favorita: «Cada día es un desfile, y el mundo tu pasarela».

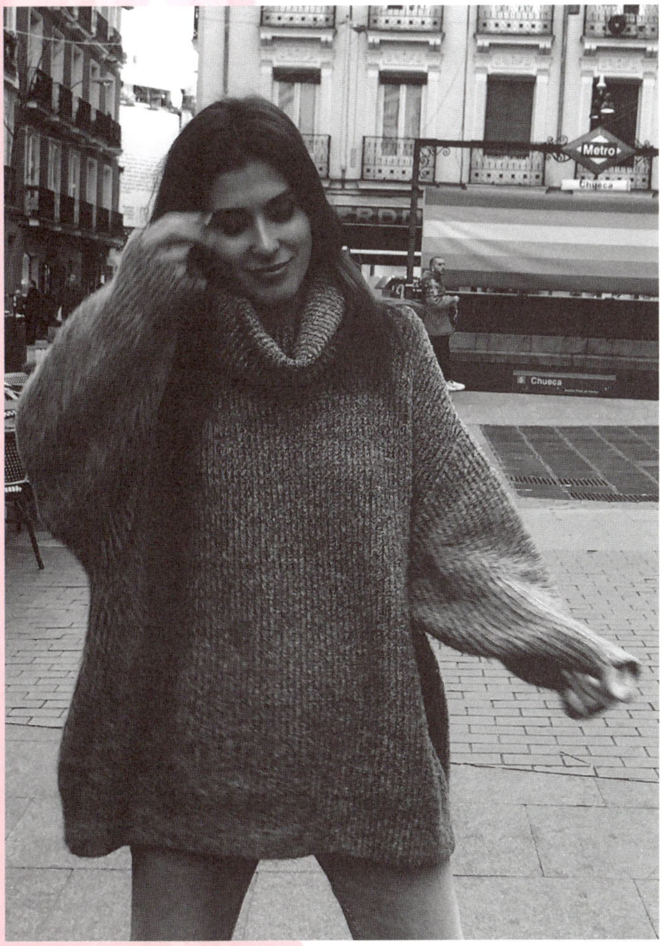
Metro
Chueca
Chueca

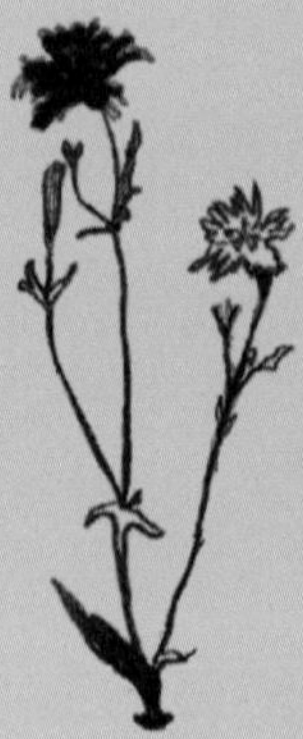

De pequeños nos educan para querer y ser buenos con los demás (obviamente, no todo el mundo lo consigue). Pero, a medida que una crece y madura, se da cuenta de que nos preparan poco para querernos a nosotros mismos, y al primer azote que nos dan las circunstancias, llegan las inseguridades, el sufrimiento y la tristeza.

Es el ejercicio que más me ha costado en los últimos años y el que más crecimiento personal me ha supuesto: aprender a quererme y aceptarme, con mis defectos y mis virtudes.

Quererte no solo implica tomar decisiones con mayor seguridad, sino que también significa darte cuenta de lo que es mejor para ti. Quererte te ayuda a dejar atrás aquello que no es bueno, aquello que te hace daño, aquello que no te deja avanzar. A luchar por ti, por lo que deseas y por tus sueños, y a darte cuenta de que eres capaz de todo. Te ayuda a ver lo que mereces y, sobre todo, lo que NO te mereces. Quererte te hace querer a los demás más y mejor. De nada sirve querer si no empiezas por ti. Amar, así, se convierte en una cuestión de elección y no de necesidad.

Este es mi compromiso. Conmigo. De seguir aceptándome, queriéndome, potenciando mis virtudes, intentando corregir mis defectos. Como dice uno de mis textos favoritos: «Sé fiel. A tu pareja, a tus valores, a tu gente y (también) a ti misma. Esa fidelidad inquebrantable es la única vía que yo he conocido para dormir bien por las noches».

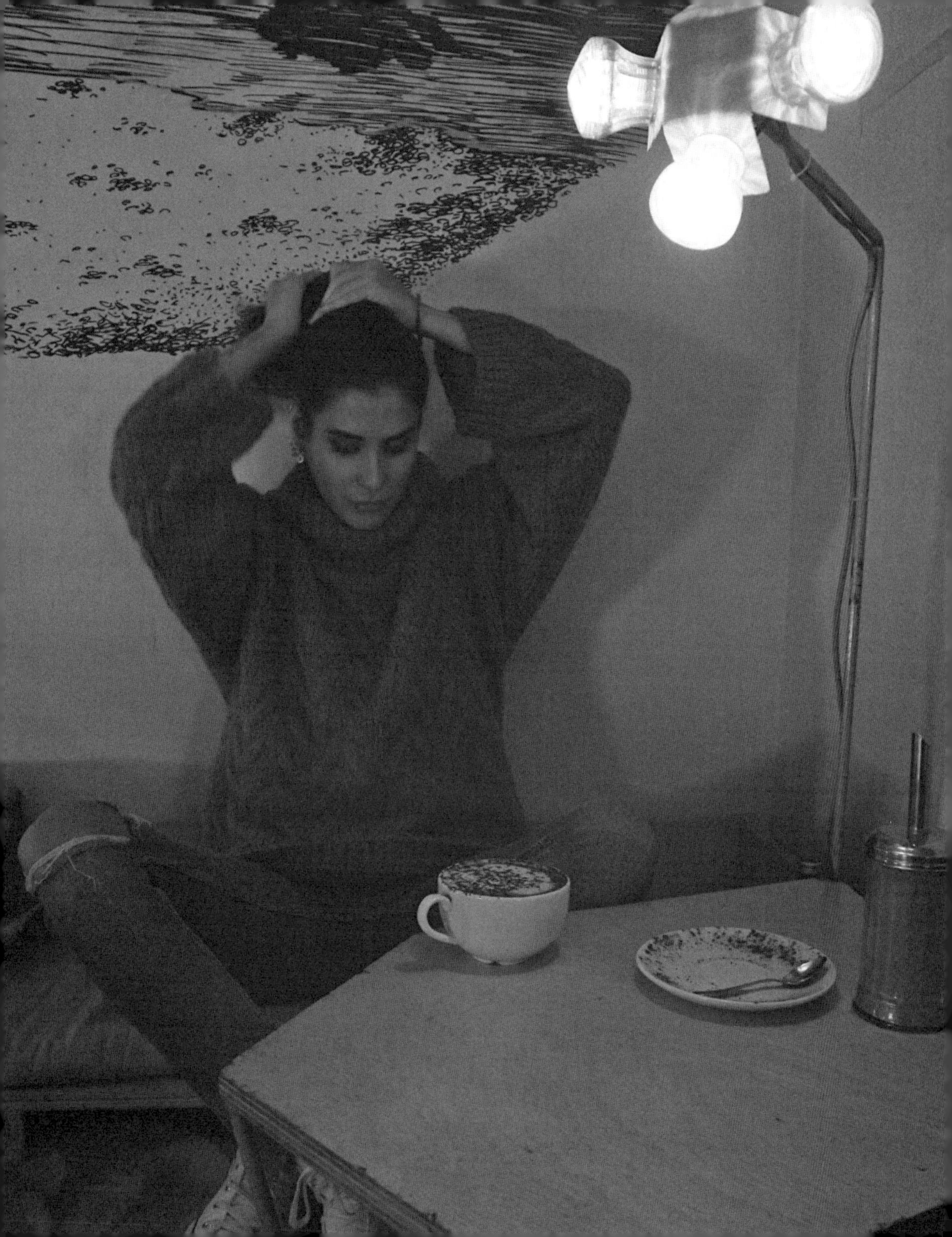

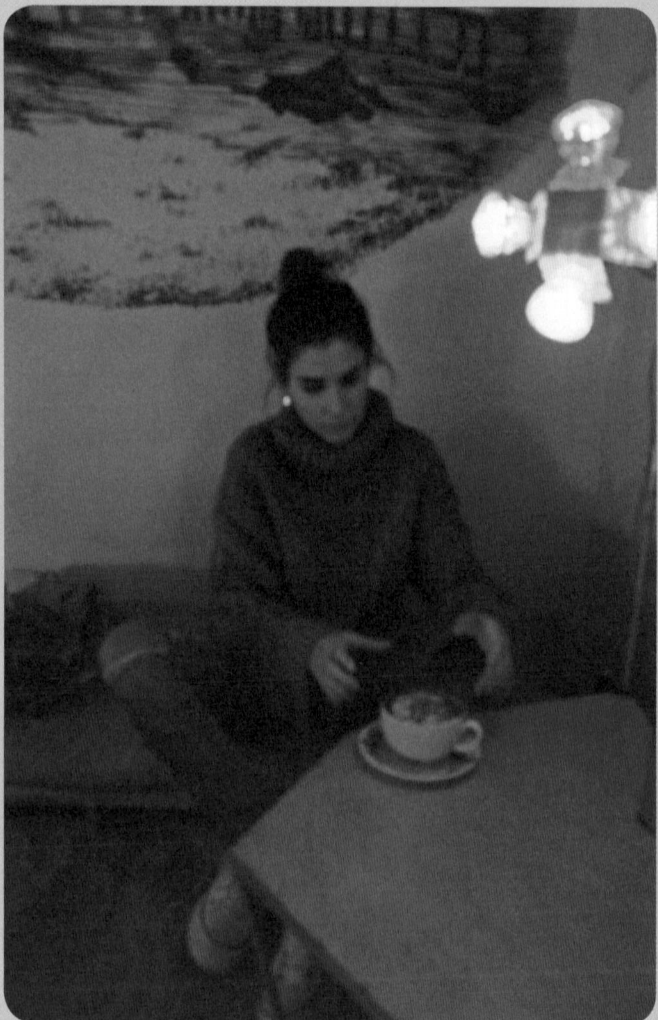

Muchas veces dudo si compartir historias que vivo, por miedo a que, al hacerlo, se pierda lo que he sentido. Es una especie de egoísmo que me lleva a guardar mis recuerdos solo para mí, y así mantener su pureza.

Ayer iba en el metro de Nueva York cuando una señora mayor que tenía sentada enfrente me sonrió. Le devolví la sonrisa, me preguntó si era española, y empezamos a hablar. Me contó que era de Puerto Rico, que llevaba cuarenta años viviendo en Nueva York, casi los mismos que llevaba casada con su marido. Que tenía dos hijos maravillosos y también dos nietos que le alegraban la vida, a los que cuidaba y con los que pasaba el mayor tiempo posible, para que un día, cuando ella ya no estuviese, recordasen que tuvieron una abuela que los amó.

A los veinte minutos parecíamos amigas de toda la vida. Le conté cosas sobre mí, de mi vida en

España y de aquello que me hacía feliz. Bajamos del metro y me contó que un año atrás había tenido un accidente de tráfico horrible, y que aquel era un día bueno. Había ido hasta Manhattan para cobrar la indemnización que le correspondía. Después de muchas operaciones y sufrimiento, cerraba un capítulo con aquel cheque que le permitía unos meses de tranquilidad. Entonces cogió mi mano, la estrechó y me dejó un billete diciéndome que me tomase un café a su salud. Le dije que no podía aceptarlo, que me tomaría el café a su salud, pero no era necesario que me invitase. Me dijo que no le hiciese el feo, que al verme había tenido una sensación especial y que lo aceptase. Le di un abrazo, y al mirarme la mano vi que me había dado cincuenta dólares.

Me encogió el alma pensar que alguien que conocía hacía media hora podía ser tan generosa conmigo sin apenas saber nada de mí. Lo que ella no supo en aquel momento fue que lo mejor que dejó en mí no fue el dinero, sino la forma en la que me llenó el corazón.

Hay personas que te vacían el alma, te quitan tu energía y evitan que brilles con todas tus fuerzas. Y otras, sin embargo, se cruzan por tu vida como una estrella fugaz para abrirte su alma, alegrarte el día y llenarte el corazón.

Gracias por cruzarte en mi camino. A tu salud, este recuerdo me lo bebo, lo comparto y lo guardo siempre conmigo.

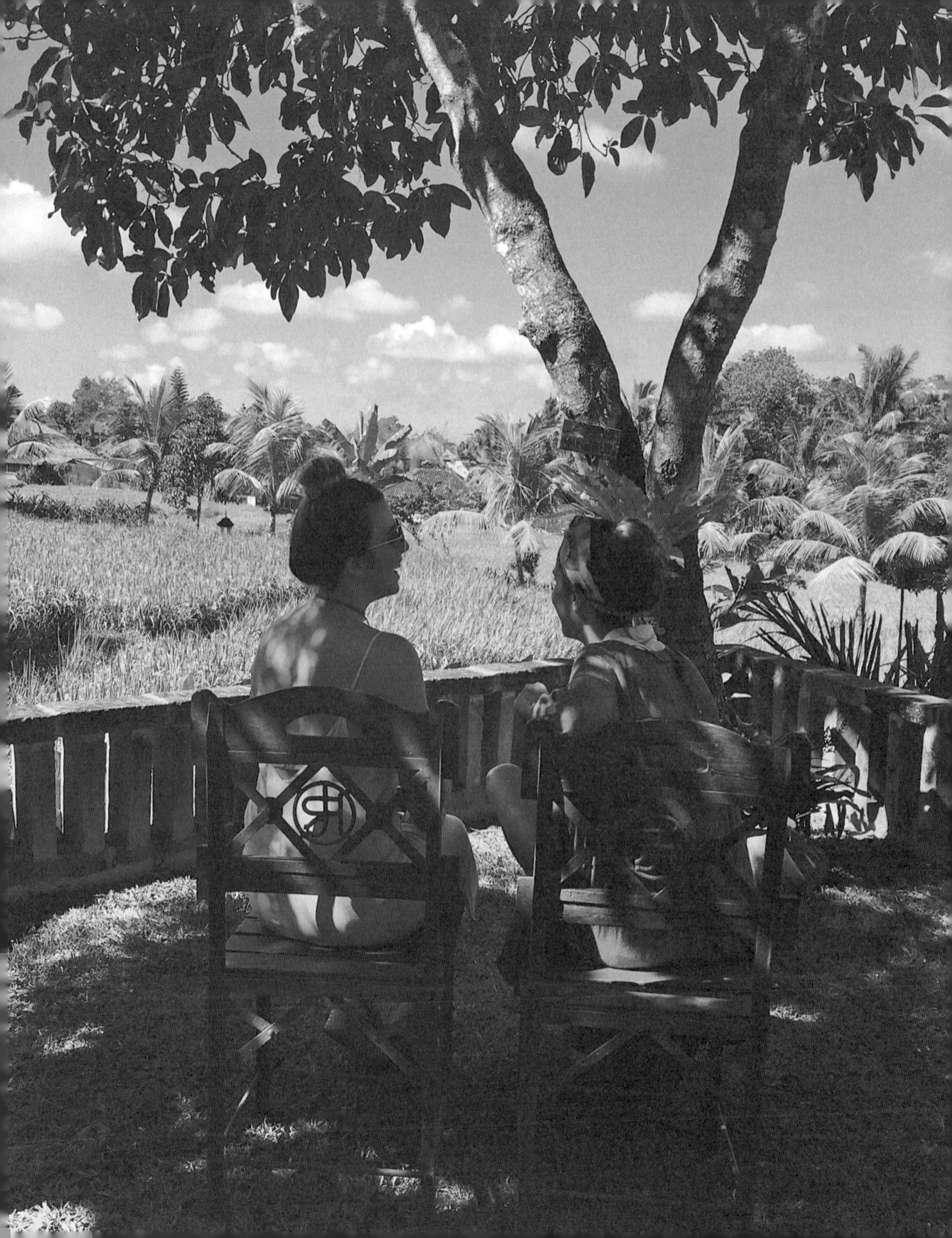

En una de esas tardes, con cantidades indecentes de vino y confesiones femeninas, estaba charlando con una de mis mejores amigas cuando no pude evitar escuchar un trozo de la conversación entre dos chicas de la mesa de al lado.

Una le decía a la otra que tenía muchas ganas de echarse novio (como si eso se ganase en la lotería o se comprase en El Corte Inglés), a lo que la otra le contestó: «Eso es porque llega el invierno».

Me fui a casa dándole vueltas a esas palabras, y no sé si fue por el vino o porque empezaba a hacer frío, pero estuve un buen rato pensando si tenía razón aquella chica con su respuesta. ¿Queremos más o menos en función de la estación del año en la que estamos? Desde luego, todos tenemos un amigo que lo dejó con su pareja en junio porque «necesitaba un tiempo» y volvió con ella sospechosamente en septiembre.

Al final llegué a la conclusión de que, si esto es así, tú y yo vamos al contrario del mundo. Así que aquí te dejo mi parte meteorológico particular:

Te quiero como se quiere a la primera nevada de enero. Te quiero como se quiere a un febrero enamorado. Como un marzo de fallas en Valencia. Como un abril y sus mil aguaceros. Y Sevilla. Y su feria. Y su alegría. Te quiero como se quiere a mayo y sus flores. Y su sayo (aunque nunca hayamos visto uno en nuestra vida.) Como a junio y sus pieles tostadas. Y sus piernas al aire. Te quiero como se quiere a julio y sus primeras noches de salir entre semana. Porque, qué más da, es verano y todo vale. Como a agosto y nuestra ciudad vacía, testigo de que nos derretimos más al mirarnos que un helado bajo el sol. Te quiero como se quiere a septiembre y su vuelta a la rutina. A veces tan odiada, tantas otras amada. Te quiero como a octubre y los primeros días de lluvia. Otoño y sus mil colores de hojas caídas. Como noviembre y sus gorros. Y las narices rojas y las mejillas sonrosadas. La rutina de sofá, peli y manta; y que se muera el mundo ahí afuera. Y te quiero como se quiere a un 31 de diciembre a tu lado, despidiendo un año que ha sido perfecto porque estabas tú para ir tachando fechas del calendario junto a mí.

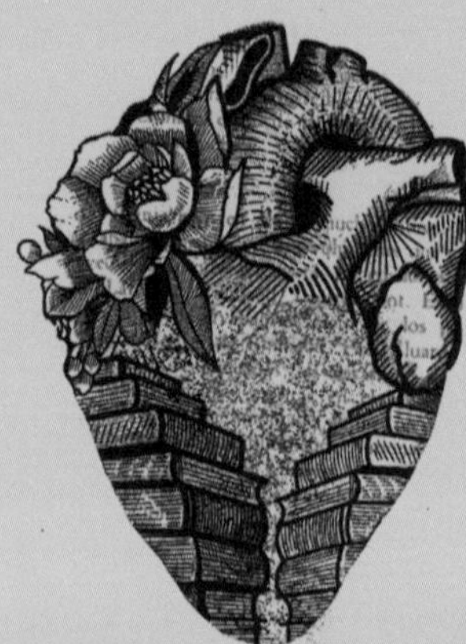

Sé que este es el texto más duro y que más me va a costar escribir de todos.

Desde pequeña, me ha llamado mucho la atención la psicología. Entender la mente y el comportamiento humanos, comprender cómo reaccionamos ante ciertas situaciones...

En el colegio, al menos en mi época, era un tema sobre el cual no nos enseñaban nada (o muy poco) y, sin embargo, creo que nos ayudaría mucho tener conocimientos sobre esta cuestión, especialmente en lo referente a las enfermedades mentales.

Lo digo con conocimiento de causa, puesto que una de las personas más importantes de mi vida sufre una, y he convivido con ella desde que tengo uso de razón. No me toca a mí explicar lo que sufre la persona enferma, pero sí puedo asegurar que las personas que lo viven con ella sufren también. Y mucho. Genera frustración, desesperanza e impotencia ver como alguien que quieres lucha contra sus luces y sombras. Y desde luego, entender que las cosas malas y dañinas que te dice son las palabras de una persona enferma y no lo que siente realmente es el mayor ejercicio de perdón que he hecho nunca.

Soy positiva, y si algo bueno me ha dejado tener una persona así en mi vida, es que evito los conflictos absurdos y sin sentido. Huyo de las broncas innecesarias y de las personas tóxicas, y lo hago sin mirar atrás. Ojalá a la Mery pequeña le hubiesen explicado mejor todo esto.

Escribo aquí sobre este tema no porque me apetezca especialmente abrirme de esta manera, sino porque espero que, si alguien lo lee y está en una situación parecida, se sienta comprendido, y también para normalizar algo que no se nos explica de pequeños y se nos oculta de adultos.

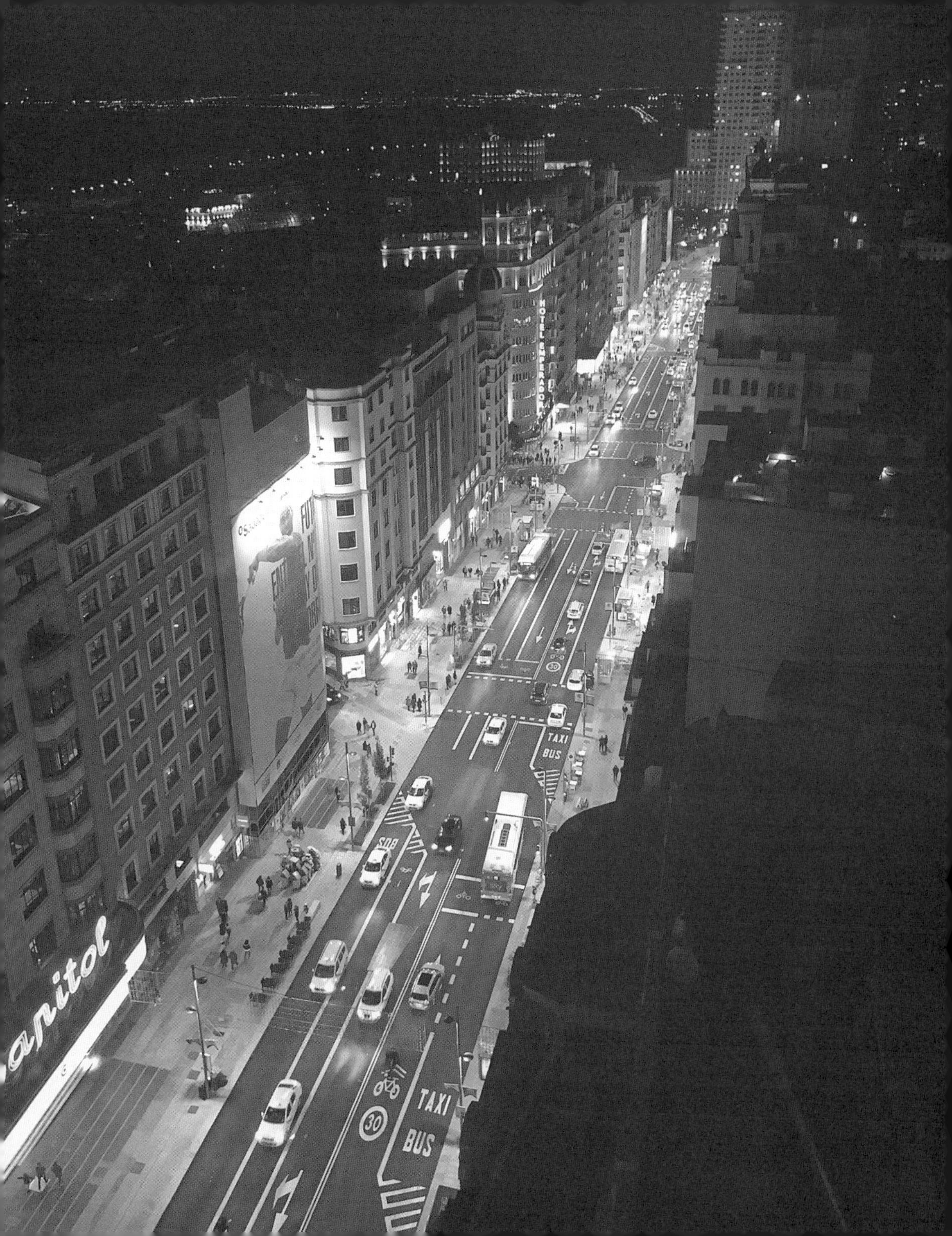
HOTEL EMPERADOR
TAXI
BUS
30
TAXI
BUS
BUS
30

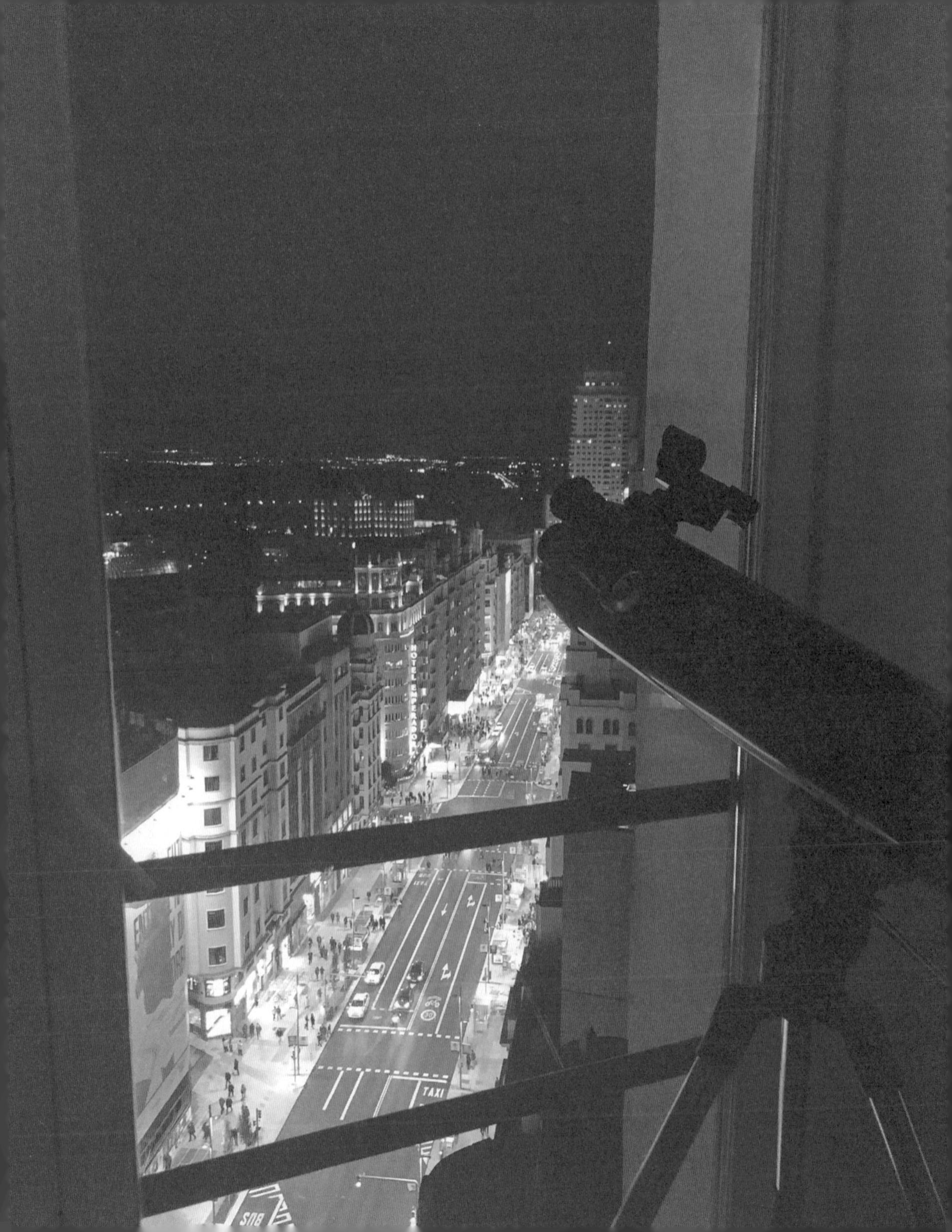
HOTEL EMPERADOR
TAXI

Una de las cosas mágicas que tiene la escritura, para mí, es que es capaz de influenciarte positivamente. Por ejemplo, Javier Aznar (un escritor que me encanta) empezó hace unos meses a escribir un artículo cada domingo titulado «Cosas que me han hecho feliz esta semana». Allí, como os podéis imaginar, nos habla de las películas, canciones, restaurantes, libros o pequeñas cosas que le han hecho feliz. Y yo, sin darme cuenta, he adoptado poco a poco su costumbre, e incluso últimamente apunto todas esas pequeñas cosas que me alegran la vida con la esperanza de que en algún momento, al leerlas, sonría.

Yo, que me dedico a las redes sociales y se supone que soy una influenciadora, nunca he pretendido serlo, y tampoco considero que todos los que se identifican con ese papel lo sean realmente.

Javier y su felicidad semanal. Rozalén y su «comiéndote a besos». Las letras reivindicativas de La M.O.D.A. La crudeza de Aramburu y su *Patria*. La hostia de realidad de Sergio del Molino y su *La hora violeta*. Miguel Gane y su «no, calladita no estás más guapa».

Los miserables de Victor Hugo. *El camino* de Kerouac. Las pinturas de Hooper. La voz de Sinatra. Los milagros de Cavadas. David Aguilar y su prótesis de brazo con piezas de Lego. Vicente Ferrer y su fundación. Pequeño Deseo y su maravillosa labor. El legado de Pablo Sáez.

Tu madre, tu hermano, tus amigos. Las miles de mujeres que salieron para reivindicar que queremos un país igualitario y que de camino a casa queremos ser libres y no valientes.

La influencia positiva está en todas partes, independientemente de la fama de quien la ejerza o del número de seguidores. Búscala y no olvides sonreír cada semana con pequeñas cosas que te hagan feliz.

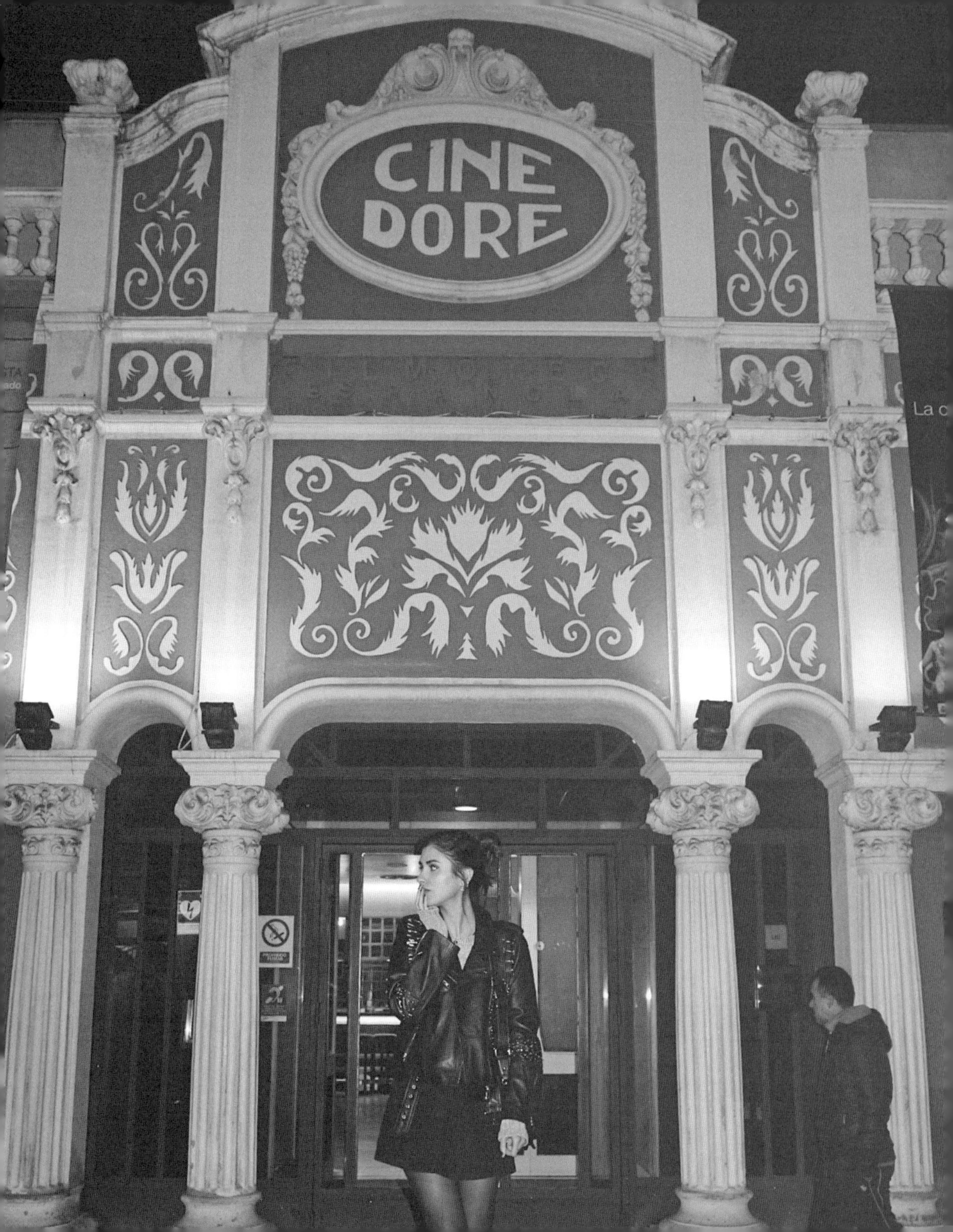
CINE
DORE

No sé qué sensación tendré dentro de unos años al leer este libro. Puede que me ría ante algunas historias que he contado. Tal vez cambie de opinión sobre algún tema. Casi seguro que sí, ya te lo digo yo. Si algo somos, es cambio constante. Una evolución. Y yo me siento mejor que hace cinco años. Que hace diez.

Ayer comentaba con unos amigos a qué edad volveríamos si pudiésemos. Uno dijo que volvería a tener diez años. Yo le contesté que a los diez no se sabe nada de la vida, y me respondió: «Por eso». Claramente es el pesimista del grupo.

Otra dijo que volvería a los veinte porque se lo pasó muy bien ese año. No quise entrar en detalles, pero, conociéndola, seguro que hubo muchas historias divertidas y algún chupito de por medio.

Y yo, que cada vez estoy más cerca de la mujer que me gustaría llegar a ser, dije que no volvería a ninguna. La vida me ha enseñado mucho esta última década. Algunas veces a base de tortas, y otras tantas con lecciones muy positivas.

Espero que este libro haya dejado algo en ti. Que hayas reído un poquito, pensado o hasta llorado. Esto último no es malo y sí muy necesario. Si te ha apetecido irte con *IKI* a leer a alguna cafetería como tanto me gusta hacer a mí o has deseado volver a casa para seguir leyendo, habré cumplido mi objetivo. Ojalá la chica que hoy se despide dándote las gracias por leerlo siga teniendo cosas que contar dentro de diez años.

Con cariño,

Mery

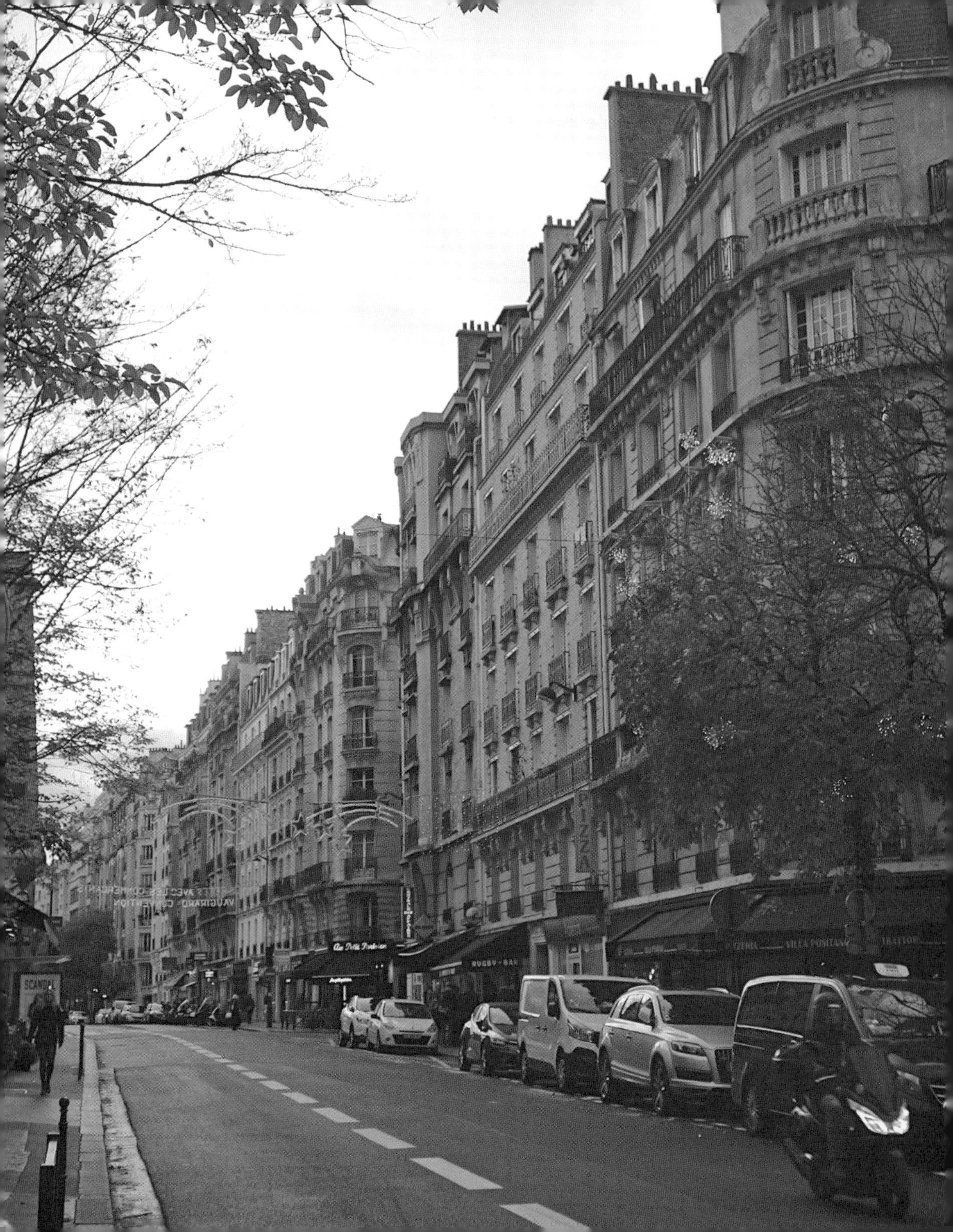
PIZZA
SCANDAL
VAUGIRARD CONVENTION
RUGBY - BAR
VILLA POSITANO

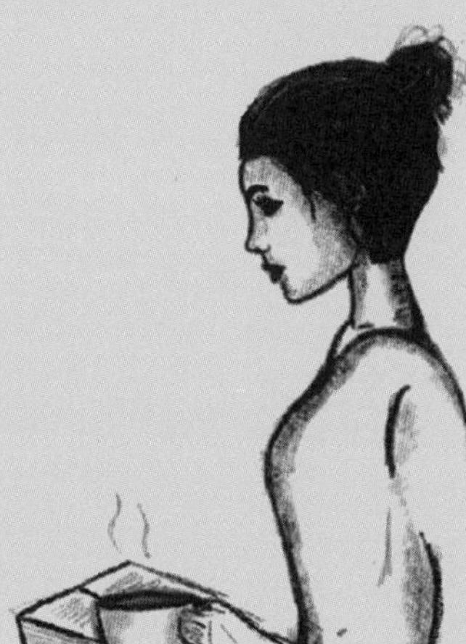

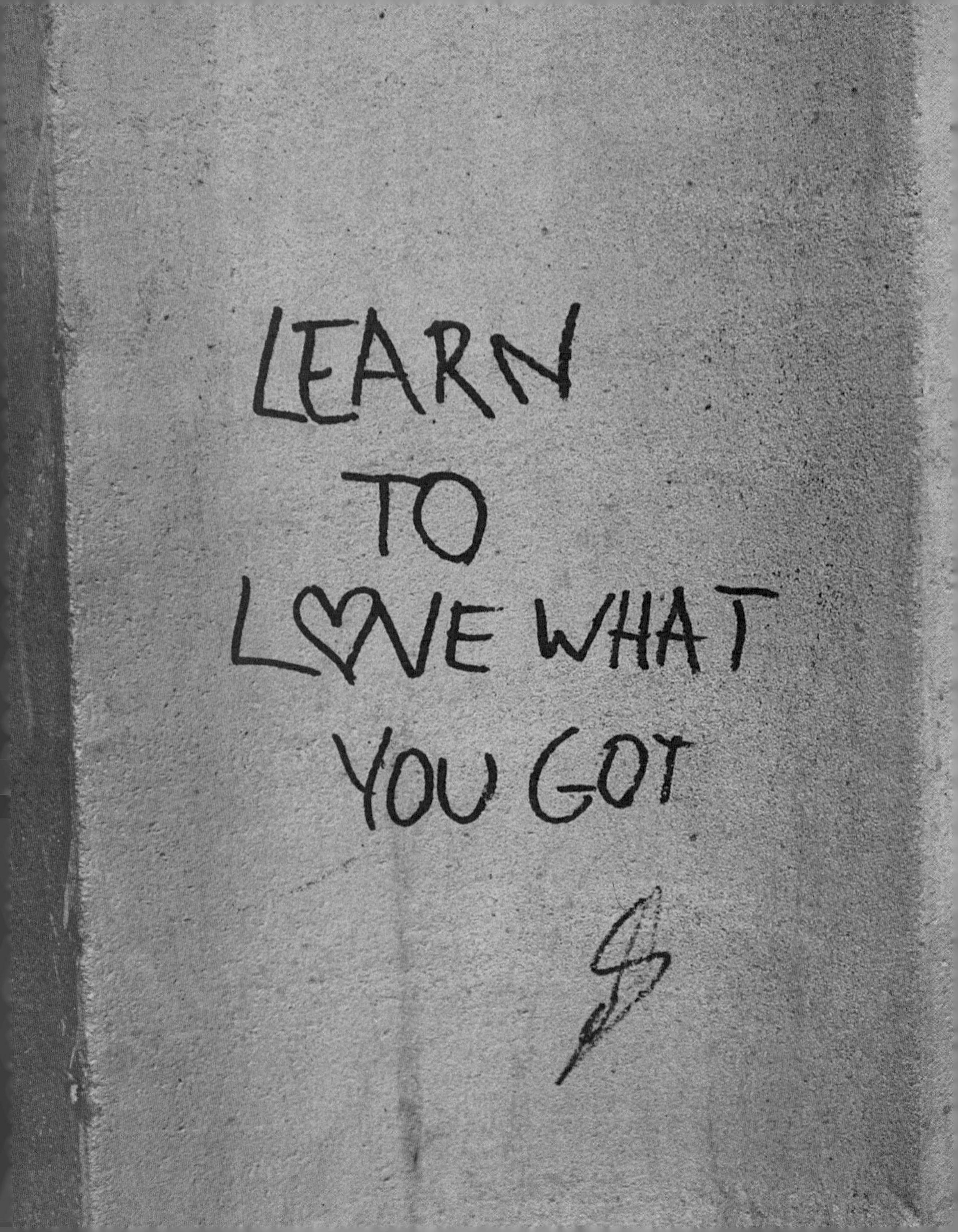
LEARN
TO
LOVE WHAT
YOU GOT

Agradecimientos

Así como mi prólogo no ha sido el típico, los agradecimientos tampoco lo van a ser. Siempre que leo esta parte de los libros pienso lo mismo: no sé de quién hablan. Ahora mismo podría poner aquí una lista de todas las personas importantes de mi vida, pero no conoceríais a ninguna, así que probablemente os dejaría indiferente. Ellas saben lo importantes que son para mí, y como en el resto de aspectos de mi vida, con eso me basta.

Solo quiero hacer una mención especial a mi padre. El hombre de mi vida. La persona por la que más sufro. Ojalá algún día encuentres la calma que mereces.

A mi hermano, por ser parte de este libro y de mi vida. Aunque de pequeños nos peleásemos como el perro y el gato, la madurez me ha regalado a un amigo, un confidente y el apoyo para vencer los obstáculos que la vida nos pone. Como una vez me dijiste: «Doy gracias porque, pase lo que pase, siempre podré contar contigo».

A mi abuela, por darme la valentía de vivir la vida «a mí manera». Eres mi amiga, mi inspiración y mi refugio. Menudos noventa años más bien vividos.

A Paloma, por darme el valor necesario para escribir este libro. Por aguantar mis correos a las cinco de la mañana, mis wasaps sin contestar y cada vez que he desaparecido cuando me agobiaba. Te has ganado el cielo y un buen regalo de boda.

A Laia y a Marta, por su paciencia infinita, por tratarme con cariño y por estar siempre dispuestas a tomarse un café conmigo para intercambiar ideas y dudas.

A Penguin Random House, por confiar en mí y darme la oportunidad de hacer realidad un sueño que en un futuro espero poder leer a mis hijos.

Y a ti, que has llegado al final de este libro, pese a que te prometí que no me enfadaría si no era así. Espero que haya merecido la pena, aunque sea un poquito. Todos los libros que leemos dejan un rastro en nosotros. Ojalá que este sea positivo.

Vaya, al final he terminado haciendo lo que no quería hacer: hablar de un montón de gente que no conocéis. A ver si para el próximo libro lo consigo.

Con cariño,

Mery

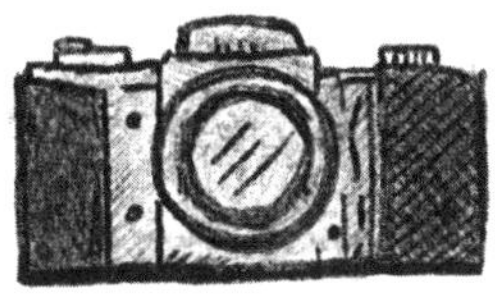

Este libro
se terminó de imprimir
en Madrid en marzo de 2019.